Hans Scharnitzki
Prof. Dr. med. Max J. Halhuber

Herzinfarkt und
Bypassoperation überstanden

Krankengeschichte
und ärztlicher Kommentar

D1723715

≡ **TRIAS** THIEME HIPPOKRATES ENKE

Anschrift der Verfasser:

Dipl. Ing. (FH) Hans Scharnitzki
Am Kreuzfeld 38
4040 Neuss-Uedesheim

Prof. Dr. med. Max J. Halhuber
An der Gontardslust 17
5920 Bad Berleburg

Umschlaggestaltung und Konzeption
der Typographie:
B. und H. P. Willberg, Eppstein/Ts.

Umschlagzeichnung:
Friedrich Hartmann, Stuttgart

CIP-Titelaufnahme
der Deutschen Bibliothek

Scharnitzki, Hans:
Herzinfarkt und Bypassoperation
überstanden : Krankengeschichte u.
ärztl. Kommentar / Hans Scharnitzki;
Max J. Halhuber. – Stuttgart :
TRIAS – Thieme, Hippokrates, Enke,
1989
    Teilw. im Hippokrates-Verl.
Stuttgart
NE: Halhuber, Max J.:

Wichtiger Hinweis: Medizin als
Wissenschaft ist ständig im Fluß.
Forschung und klinische Erfahrung
erweitern unsere Kenntnisse,
insbesondere was Behandlung und
medikamentöse Therapie anbelangt.
Soweit in diesem Werk eine
Dosierung oder eine Applikation
erwähnt wird, darf der Leser zwar
darauf vertrauen, daß Autoren,
Herausgeber und Verlag größte
Mühe darauf verwandt haben, daß
diese Angabe genau dem
**Wissensstand bei Fertigstellung
des Werkes** entspricht. Dennoch ist
jeder Benutzer aufgefordert, die
Beipackzettel der verwendeten
Präparate zu prüfen, um in eigener
Verantwortung festzustellen, ob die
dort gegebene Empfehlung für
Dosierungen oder die Beachtung von
Kontraindikationen gegenüber der
Angabe in diesem Buch abweicht.
Das gilt besonders bei selten
verwendeten oder neu auf den Markt
gebrachten Präparaten und bei
denjenigen, die vom
Bundesgesundheitsamt (BGA) in
ihrer Anwendbarkeit eingeschränkt
worden sind. Benutzer außerhalb der
Bundesrepublik Deutschland
müssen sich nach den Vorschriften
der für sie zuständigen Behörde
richten.

© 1988 Hippokrates Verlag GmbH,
Rüdigerstraße 14,
D-7000 Stuttgart 30
Printed in Germany
Satz: Druckhaus Dörr, Inhaber
Adam Götz, Ludwigsburg
(Linotype System 5 [202])
Druck: Gutmann, Heilbronn

ISBN 3-89373-023-0   1 2 3 4 5 6

Für die beiden Menschen,
denen ich es verdanke,
diese Erzählung beenden zu können:

Meine Frau und meinen Arzt

Die Vorgeschichte

1976 erlitt ich einen Herzinfarkt. Da ich ein – wie ich mir einbilde – logisch denkender und pragmatisch handelnder Mensch bin, wollte ich herausfinden, welche krankmachenden Lebensbedingungen dazu geführt haben könnten.

Es konnte erbliche Belastung mit im Spiele sein, denn mir war bekannt, daß Verwandte mütterlicherseits über Herzbeschwerden geklagt hatten und einige an »Herzschlag«, wie man damals sagte, gestorben waren. Möglicherweise waren die Lebensbedingungen während meiner Kriegsgefangenschaft einer der Gründe. In den fast sechs Jahren war ich zum Holzfällen in den Wäldern Nordrußlands eingesetzt. Wir mußten im Winter bei bis zur Brust reichenden Schneehöhen und Temperaturen bis 30 Grad unter dem Gefrierpunkt arbeiten. Es gab Zeiten, in denen die tägliche Verpflegung ausschließlich aus einer aus Weizenkleie hergestellten Suppe, Brei und Brot bestand; bis die ersten der einseitigen Ernährung wegen zusammenbrachen. Mit Vitaminstößen, hergestellt aus einem übelschmeckenden Fichtennadelsud, versuchte man uns wieder auf die Beine zu bringen. Dennoch mußte die tägliche Arbeitsnorm erfüllt werden, sonst gab es noch weniger zu essen.

Einer der Faktoren konnte auch psychosoziale Belastung sein. Im Sommer 1946 erreichte mich mit der Kriegsgefangenenpost die Nachricht, daß meine Mutter im Januar 1945, mit Pferd und Wagen, unseren Wohnort in der Nähe Königsbergs verlassen mußte. Nach einem Treck über das zugefrorene Frische Haff und durch das schneebedeckte Pommern erreichte sie, Anfang Mai 1945, das westliche Mecklenburg. Wenige Tage nach ihrer Ankunft fanden Freunde sie, meine 19 Jahre alte Schwester und ihre gleichaltrige Freundin, zusammen mit anderen Frauen, tot in einer Scheune in der Nähe des Ortes auf. Dort hatten sie sich vergebens vor den Übergriffen der vorrückenden gegnerischen Truppen versteckt gehalten. Diese Nachricht traf mich schwer, und es verging eine lange Zeit, bis ich mit dieser Gewißheit leben konnte.

Bei meiner Entlassung aus der Kriegsgefangenschaft erhob sich die Frage: Wohin? Wegen der Notwendigkeit, Kriegsverletzungen plastisch-chirurgisch behandeln zu lassen, entschloß ich mich für die Entlassung in einen Ort in der Nähe Göttingens. Ein Grund für diese Entscheidung war, daß mein Vater hier einen neuen Wohnort gefunden hatte. Man hatte ihn vier Wochen vor dem Beginn des Zweiten Weltkrieges zu einer Sechswochenübung eingezogen, die für ihn im Mai 1945 in englischer Gefangenschaft endete. Der andere Grund war der, daß ich schon in der Gefangenschaft den Hinweis erhalten hatte, daß an der dortigen Universitätsklinik ein erfolgreicher Arzt für Plastische Chirurgie wirkte, zu dem ich mich in Behandlung begeben konnte. Begleitet von Hoffnung und Zweifeln zog sich diese über ein Jahr hin.

1951 begann ich ein Studium an der Ingenieurschule in Duisburg. Mehrere Faktoren trafen zusammen, die mir diese Zeit nicht leicht machten. Zum einen wirkte sich die während der Gefangenschaft aufgezwungene Enthaltung jeglicher Bildungs- und Wissenserweiterung auf die Verarbeitung des Lehrstoffes aus, zum anderen löste der Umstand, mit 30 Jahren wieder die Schulbank drücken zu müssen, während andere im gleichen Alter bereits gestandene Männer waren, Komplexe aus. Im Vergleich zu diesen psychischen Belastungen wirkten die im Zusammenhang mit der Ernährung und Unterbringung entstandenen Probleme (der monatliche Etat erlaubte gerade das Existenzminimum) recht harmlos. Ich wußte nicht, ob ich mich freuen sollte, als ich das Ingenieur-Diplom in der Tasche hatte, denn nun begann der Kampf um einen Platz im Beruf.

Für mich war es ein Glück, daß sich die Wirtschaft um diese Zeit anschickte, gewaltig zu expandieren. So fand ich gleich im Anschluß an das Studium eine Ingenieurtätigkeit in einem rheinischen Großunternehmen. Nach zwei Jahren bot man mir eine Aufgabe in leitender Stellung an. Sie bestand in der Errichtung und Unterhaltung von Gebäuden für die Produktion und Verwaltung, der Sicherstellung von Energien und Wärme für die Produktion sowie der Beschaffung von Betriebseinrichtungen, Maschinen und Anlagen mit erheblichem Investitionsumfang. Dies war eine Tätigkeit, deren Erfüllung schnelle Auffassung, Beurteilung der Situation, richtige Entscheidungen und Verhandlungsgeschick verlangte und an die Person hohe Anforderungen stellte. Schnell hatte ich mich in diese Aufgabe hineingefunden und ging in ihr auf. Sie entsprach ganz meinen Berufsvorstellungen. Häufig waren kurzfristige und längere Reisen im In- und Ausland mit dieser Tätigkeit verbunden. So blieb nicht aus, daß sie auch ihren Platz im Familienleben forderte. Die mir verbliebene wenige Freizeit nutzte ich, um mich um so intensiver der Familie zu widmen, mich mit Sport und Bewegung zu beschäftigen und an gesellschaftlichen Ereignissen zu beteiligen.

Meine Ernährungsweise war nicht gerade als ungesund zu bezeichnen, obwohl die Waage mich ab und zu mahnte: »Freundchen, ein paar Pfunde weniger täten dir gut!« Mit dem Rauchen hatte ich als Soldat begonnen. Der tägliche Zigarettenkonsum richtete sich nach der Zuteilung. In der Gefangenschaft tauschte ich den größeren Anteil der zugeteilten Raucherwaren, wenn wir sie überhaupt erhielten, in Nahrungsmittel um. Zu Beginn des Studiums stellte ich es wegen chronischen Geldmangels ganz ein.

Mit meinem Blutdruck konnte ich Traumwerte vorweisen, ebenso mit den Laborwerten der Blut- und Harnuntersuchungen: Blutfette, Cholesterin, Blut- und Harnzucker, Triglyzeride und Harnsäure hielten sich im Rahmen. Wenn meine kritische Selbsterforschung letztlich auch nicht zur Aufdeckung der Risikofaktoren führte, die als Ursache für den Infarkt in Frage gekommen wären, so doch zu der Erkenntnis, daß die Erhaltung der Gesundheit, und um einer Verschlechterung vorzubeugen, eine Änderung und Anpassung meines Lebens- und Ernährungsverhaltens voraussetzte.

Zwei Anschlußheilbehandlungen, eine im Anschluß an den Krankenhausaufenthalt, die andere ein Jahr später, endeten mit der Konstatierung meiner Arbeitsunfähigkeit und der Anordnung, meinen Beruf aufzugeben. Außerdem wurde mir eine Koronarangiographie empfohlen. Dazu konnte sich mein Arzt, ein Internist, nicht entschließen. So mußte ich mich, wenn ich etwas erreichen wollte, einem anderen Arzt anvertrauen, einem Kardiologen. Er veranlaßte die sofortige Durchführung der Koronarangiographie, die mit der Empfehlung einer Bypassoperation endete, die 1978 durchgeführt wurde. Sechs Monate danach überlebte ich einen durch Herzrhythmusstörungen ausgelösten

Kreislaufstillstand. 1979 nahm ich meine berufliche Tätigkeit wieder auf. Vorausgegangen waren gemeinsame Überlegungen mit der Unternehmensleitung, an denen sich auch mein Arzt, der Kardiologe, beteiligte, für mich eine meinem Gesundheitszustand angemessene Tätigkeit zu finden. Auf Anraten des Arztes trat ich 1981 in den Ruhestand.

Alles, was von der Zukunft zu erwarten war und sich anfänglich hinter dem Dunkel lastender Ungewißheit verborgen hielt, entwickelte sich, dank der verständnisvollen Mithilfe mir Nahestehender, allen voran meiner Frau, zu einem sinnvollen, mit Zufriedenheit erfüllten Leben.

Wie es zu diesem Buch gekommen ist

Seit meinem Herzinfarkt beschäftigte mich die Situation der Herzpatienten in der Bundesrepublik. Bei allen Begegnungen mit ihnen in diesen Jahren wurde ich mir zunehmend unserer schwierigen Lage bewußt: Die Wartelisten für Spezialuntersuchungen und Operationen wurden länger und länger; Kinder und Erwachsene warteten, oft Jahre, auf einen operativen Eingriff; viele starben, bevor ihnen mit einer lebensrettenden Maßnahme geholfen werden konnte. Ein unmöglicher, katastrophaler Zustand, fand ich, der niemanden, nicht einmal die Medien, zu beschäftigen schien. Auch die Literatur bot nichts Hilfreiches an. Als ich einem meiner Ärzte diesen schlimmen Zustand klagte, empfahl er mir, für Mitbetroffene niederzuschreiben, was ich erlebt und erfahren hatte. Ich sei derjenige, der ihre Fragen am besten kennen würde, der ihnen Hinweise und Rat geben könnte, um ihnen einen Weg zu einer neuen Lebensqualität zu weisen.

Diesen Vorschlag setzte ich kurzentschlossen in die Tat um, als »Scharner« mir über den Weg lief. Er war, so alt wie ich, hatte einen Infarkt überstanden, alle Arten von Spezialuntersuchungen über sich ergehen lassen und einen Kreislaufstillstand überlebt. Von ihm erfuhr ich seine Lebensgeschichte. Es hätte meine eigene sein können, so sehr ähnelten sie sich; keine andere konnte sich besser für mein Vorhaben eignen als die Geschichte Scharners. Er erlaubte mir, sie zu erzählen. So entstand mein erstes Buch mit dem Titel »Wartesaal zum Überleben«, das ich 1982 im Selbstverlag auflegte. Der Titel stand symbolisch für die Wartelisten. Mit seinem Inhalt wollte ich meinen Protest zum Ausdruck bringen. Zum tatenlosen Zusehen verurteilt, schrieb ich mir meine ganze Wut von der Seele und übte Kritik am Gesundheitswesen, an Politikern und einer gleichgültig zuschauenden Gesellschaft. Hochachtung und Lob zollte ich den Ärzten, deren Fürsorge und Bemühen der ständig wachsenden Zahl von Herzpatienten galt, die, oft auf verlorenem Posten, einen hartnäckigen Kampf gegen Aussichtslosigkeit, Ignoranz, Verfahrenszwänge und Zuständigkeitsgerangel führten. Lob fand auch die hilfreiche und verständnisvolle Bereitwilligkeit von Freunden und guten Bekannten, mit der sie »ihren« Patienten auf seinem Weg zu einem neuen Leben unterstützten. Vor allem sollte das Buch meiner Lebenspartnerin ein bleibender Dank sein, denn diese war zu jedem Opfer bereit gewesen, hatte auf vieles verzichtet und war vielfach an den Grenzen ihrer seelischen und körperlichen Kräfte angelangt.

Anfang 1986 rief mich Professor Halhuber an. Er hatte das Buch gelesen und fand es großartig, »... daß auch ein Patient einmal den Mut aufbringt, das niederzuschreiben, was er erlebte und erfuhr ...«. Mit dem Titel war er nicht ganz einverstanden, denn die medizinische Versorgung der Herzpatienten hatte sich inzwischen wesentlich verbessert – das Herzzentrum Berlin hatte gerade seine Arbeit aufgenommen. Er schlug deshalb vor, daß wir uns über eine Änderung des Titels gemeinsam noch einmal Gedanken machen sollten.

Am Rande von Arzt-Patienten-Seminaren der Deutschen Herzstiftung entwickelte Professor Halhuber mir seine Idee: Der Patient erzählt seine Geschichte, und der Arzt kommentiert sie. Diesen Gedanken fand ich wiederum großartig. Schon beim Schreiben meines ersten Buches hatte ich ein ungutes Gefühl, weil kein Arzt um Rat und Kritik gebeten war.

Danach ging alles schnell. In gemeinsamen Arbeitsgesprächen wurden Bedingungen, Voraussetzungen und das Vorgehen geklärt. So entstand dieses Buch.

Selten in meinem Leben hat mir eine Aufgabe so viel Freude bereitet, mich mit so großer Begeisterung erfüllt, es gab keine, der ich mich mit solchem Eifer hingegeben hätte, wie der Erarbeitung gerade dieses Buches. Damit erfüllte sich eine Lebensaufgabe. Ich konnte Mitbetroffenen eine Richtung zeigen, in der sie über eine tiefe, mit Zweifeln, Ungewißheiten, Sorgen und Ängsten gefüllten Schlucht hinweg, den Weg zu einer neuen Lebensqualität finden. Bevor ich mit Scharners Lebensgeschichte beginne, möchte ich all denen von ganzem Herzen danken, deren Verständnis, mutige Bereitschaft und Mitarbeit zur Verwirklichung dieser Idee beigetragen haben: Frau Dorothee Seiz, Herrn Professor Halhuber und Herrn Hauff junior.

≡ Kommentar

Es kommt immer häufiger vor, daß Patienten ihre Erinnerungen und Beobachtungen nach einem mehr oder weniger dramatischen Krankheitsverlauf niederschreiben. Das ist auch aus ärztlicher Sicht zu begrüßen, weil so betroffene Leser erleben können, daß sie mit ihren Sorgen und Ängsten nicht allein sind. Sie erfahren allein schon durch die Lektüre mitmenschlichen Rückhalt, von dem wir ja heute wissen, daß er als Schutzfaktor z. B. gegen einen Re-Infarkt gelten darf. Aber jedes subjektive Erleben ist gerade im medizinischen Bereich durch mögliche Mißverständnisse und auch Einseitigkeiten gefährdet, und deshalb erscheint es wünschenswert, daß ein Fachmann diese Erinnerungen und Beobachtungen des Patienten ergänzt und kommentiert.

Weil es aber nicht alltäglich, sondern noch ungewohnt, ja ungewöhnlich ist, daß eine solche Mischung aus persönlichem Bericht und Fachbuch gemeinsam von einem Patienten und einem neutralen, d. h. ihn nicht behandelnden Arzt geschrieben wird, sollte die Entstehungsgeschichte dieses Buches auch aus meiner Sicht skizziert werden.

Der »Scharner« ist eben auch mir über den Weg gelaufen. Als er einmal aus seinem ersten Buch »Wartesaal zum Überleben« vor Patienten der Herz-Kreislauf-Klinik Bad Berleburg vorgelesen hatte, war mir die wohltuende Mischung aus Engagement, Betroffenheit und Distanz zu den Ereignissen so sympathisch aufgefallen. Nicht nur die Zuhörer waren damals von seinem überzeugenden, weil bescheidenen Auftreten und seiner selbstsicheren partnerschaftlichen Art des öffentlichen Zwiegesprächs mit dem Arzt angetan, und so kam es allmählich zum Plan dieser gemeinsamen Unternehmung. Dieser Plan wurde gefördert durch das Verständnis des Verlegers, Herrn Hauff junior, und seiner Lektorin, Frau Seiz, für neue Formen der Patienteninformation und Motivation. Ob das Experiment gelungen ist, kann nur der Leser entscheiden.

Erste Anzeichen
einer koronaren Erkrankung

Im August 1970 sieht Scharner im Hause seines Seniorchefs, direkt am Ufer des Tergernsees gelegen, nach dem Rechten. Gerade ist er 49 geworden. Die Gegend kennt er seit seiner Jugend, und manch einer, der hier wohnt, war sein Spielgefährte. So auch der Wirt, der das elterliche Dorfgasthaus zu einem gemütlichen kleinen Hotel umgebaut hatte. Dessen Hauptattraktion ist das kleine Hallenbad im Kellergeschoß; gut ein Dutzend Gäste können sich darin tummeln. Ein kleiner Gastraum mit einem gemütlichen Kachelofen und einer breiten Ofenbank schließen sich an.

Ein heißer Sommertag neigt sich dem Ende zu. Scharner hatte tagsüber in München etwas zu erledigen und ist am späten Nachmittag an den Tegernsee zurückgekehrt. Der Wunsch nach einer körperlichen Erfrischung, Durst und Hunger verleiten ihn zu dem Entschluß, zu jenem kleinen Hotel am gegenüberliegenden Ufer zu fahren. Im Innenhof stellt er den Wagen ab, nimmt seine Badesachen und geht sofort zum Hallenbad hinunter. Bei seinem Eintreten kommt der Wirt hinter der Theke hervor und geht auf seinen Jugendfreund zu: »Grüß dich, Hansel. Magst ein Bier?«

Selbstverständlich willigt Scharner ein. Sie wechseln einige Worte. Bald steht sein Bier auf der Theke. Er trinkt es hastig aus. Wenige Minuten später betritt er in Badehose die Schwimmhalle. Sie ist um diese Zeit fast leer. Ein paar halbwüchsige Mädchen und Jungen stören mit viel Gelärme die Ruhe einer jüngeren Frau.

Scharner steigt in das Becken hinab und beginnt mit kräftigen Stößen zu schwimmen. Die Hälfte der Bahn hat er zurückgelegt, da überfällt ihn in Höhe des Herzens ein heftiger, brennender Schmerz hinter dem Brustbein. Dieses Schmerzgefühl verwundert ihn, nie hatte er derartiges bisher verspürt. Doch die Annahme, er habe sich irgendwo, naßgeschwitzt, in der Zugluft erkältet, beruhigt ihn. So setzt er, nachdem das Schmerzgefühl abgeklungen ist, das Schwimmen fort. Doch sofort stellt sich der gleiche Schmerz wieder ein und zwingt ihn, mit dem Schwimmen aufzuhören. Das wiederholt sich einige Male, bis ihm die Lust am Schwimmen vergeht. Mißmutig verläßt er das Schwimmbecken und kleidet sich an. Auf einem Hocker an der Theke läßt er sich trübsinnig nieder und versucht, sich die Ursache der Schmerzen bewußt zu machen.

Immer mehr Gäste finden sich ein. Man kennt sich und kommt rasch ins Gespräch. Plötzlich kommt man auf das Thema »Ringberg-Klinik« zu sprechen, eine Klinik, die ausschließlich an Krebs erkrankte Patienten aufnimmt. Auch die dort angewandte Heilungsmethode wird diskutiert. Die Meinungen, das Für und Wider, wogen hin und her.

Neben Scharner hatte ein Mann, vielleicht Mitte fünfzig, vielleicht jünger, Platz genommen. Man sieht ihn hier zum ersten Male. Er ist ein aufmerksamer Beobachter der Szene, beteiligt sich selbst aber nicht an den Gesprächen. Ruhig trinkt er sein Bier.

Einer der hinter ihm Stehenden spricht ihn an und fragt, ob er denn noch nicht von dieser Klinik gehört habe. Alle blicken den Gefragten erwartungsvoll an. Der dreht sich langsam zu dem Frager um, schaut erst ihn, dann der Reihe nach die anderen an. Mit der Antwort läßt er sich Zeit. Vielleicht will er auch nicht antworten. Dann kommen langsam seine Worte: »Oh ja – ich kenne sie. Sehr gut sogar, denn schließlich bin ich dort Patient.«

Betretene Stille; nur die Geräusche aus dem Hallenbad erfüllen den Raum. Der Fremde spricht weiter: »Selbstverständlich habe ich mich vor Aufnahme in der Klinik über ihre Methode und deren Erfolge informiert. Vielleicht ist es nicht der richtige Weg zur Heilung, zumindest aber gibt man dem Kranken das Gefühl, daß man sich um ihn bemüht. Das aber ist es, was Hoffnung in ihm erwachen läßt – das möglicherweise einzigste Heilmittel. Wer weiß das.« Er schaut seine Zuhörer an: »Wissen Sie das hier?«

Keine Antwort.

»Vielleicht geht man davon aus, daß es der Hoffnung gelingt, alle inneren Kräfte zu mobilisieren, die dem Kranken die schonungslosen Quälereien, denen er im Verlaufe seiner Krankheit ausgesetzt ist, leichter ertragen helfen ...«.

Er bricht ab und starrt vor sich hin. Ihm ist anzusehen, was in ihm vorgeht. Er richtet sich auf und läßt seine Augen über die schweigende Zuhörerschaft wandern: »Hoffnung machen! Meinen Sie nicht, Sie alle hier, daß das schon sehr viel ist?«

Worte, an die Scharner sich später noch oft erinnern wird, im Augenblick allerdings will ihm sein Schmerzerlebnis nicht aus dem Sinn. Er nimmt sich vor, sofort, wenn er wieder zu Hause ist, zu seinem Arzt zu gehen.

Eine Woche später hat er dort einen Termin. Er ist Internist. Er klopft hier, horcht da, mißt den Blutdruck, macht ein EKG, röntgt, untersucht Blut und Urin und kann nichts feststellen. Abschließend meint er, daß es eine ganz natürliche Sache sei, es handele sich um altersbedingten Verschleiß. Scharner findet das wiederum nicht so natürlich, denn so alt fühlt er sich noch nicht. Mit dem Ergebnis der Untersuchung ist er nicht zufrieden, es erscheint ihm auch nicht glaubhaft. Prophylaktisch verordnet der Arzt die Einnahme eines Medikamentes gegen »Herzmuskelschwäche«.

Monate vergehen. Der Beruf nimmt Scharner voll in Anspruch. In Abständen stellt sich der gleiche Schmerz ein, den er zum ersten Male im kleinen Hallenbad empfunden hatte. Dies geschieht gerade dann, wenn er glaubt, ihn vergessen zu haben. Der Ablauf der Beschwerden hat sich verändert; stets geht ihnen ein Gefühl der Enge und des Drucks in der Herzgegend voraus, dem eine Ausstrahlung in Hals, Kiefer, Arme und den Bauch folgt, so daß er nicht richtig durchatmen kann. Wenn er sich ruhig verhält, lassen Schmerzen und Beschwerden in wenigen Augenblicken nach. Sie erregen Besorgnis, Unruhe, Beklemmung und Furcht. Am häufigsten treten sie auf, wenn er, besonders in der kalten Jahreszeit, am Morgen den kurzen Weg vom Haus zur Garage zurücklegt. Auch wenn er mehrere Treppen steigt, sich beim Schwimmen, Radfahren und Tennisspiel ein wenig mehr anstrengt, treten diese Beschwerden auf. Inzwischen ist ihm klar, daß das mit einer Erkältung nichts mehr zu tun haben kann.

Wieder vergehen Monate. Scharner muß nun häufiger zwischen seinem Arbeitsplatz in einer rheinischen Großstadt und München pendeln, um dort ein Bauvorhaben seines Unternehmens zu beaufsichtigen. Meist fährt er mit dem Wagen, einen Tag hin, am anderen zurück. Drängen Termine oder ist das Wetter schlecht, so fährt er mit dem Nachtzug im Schlafwagen nach München, verbringt den Tag auf der Baustelle und fährt mit dem Nachtzug zurück, um am nächsten Morgen bereits an seinem Schreibtisch zu sitzen. Wird es einmal ganz brenzlig, nimmt er in Düsseldorf die Morgenmaschine nach München und fliegt am Abend zurück.

Das bleibt nicht ohne Folgen, die Beschwerden und Schmerzanfälle mehren sich, der Schmerz wird ausgeprägter. Stets beginnt er oberhalb des Magens, zieht sich im Bereich des Herzens hinter dem Brustbein zusammen und strahlt über Hals und Schulter in die Wangen bis in die Hände – lähmend, brennend, krampfartig ...

In Abständen führt sein Arzt die üblichen Untersuchungen durch, macht EKGs und stellt nie etwas Besonderes fest. Als einzige Maßnahme verordnet er stärker wirkende Medikamente und erhöht deren Dosierung. Ganz nebenbei erwähnt er Herzinsuffizienz, also mangelnde Funktion des Herzens.

Im Frühjahr 1973 kann sich Scharner endlich ein wenig Ruhe gönnen, denn das Bauvorhaben in München ist beendet.

Nun rät sein Arzt zu einer Kur. Scharner hatte nie viel von solchen Maßnahmen gehalten, doch jetzt willigt er ein. In einem kleinen Kurheim in Bad Kissingen untersucht ihn der Kurarzt, nachdem er sich eingehend über die Beschwerden informieren ließ. Dennoch gelangt er zu keiner eindeutigen Diagnose. Er schließt auf ungenügende Durchblutung der Herzkranzgefäße und erwähnt dies auch in seinem Bericht für Scharners Arzt.

Scharner fragt sich, ob das alles war. Doch scheinbar war es das nicht, denn auf Veranlassung des Kurarztes macht er kurze Zeit später Bekanntschaft mit einem ihm bisher unbekannten Medikament, den Nitro-Kapseln. Im Verlauf der Kur erlernt er den Umgang mit ihnen und gewöhnt sich rasch an dieses schnell wirkende Medikament, bei dem kurz nach der Einnahme Beschwerden und Schmerzen abklingen. Nach längerem Gebrauch bleibt auch der Kopfschmerz aus, der anfänglich eingetreten war. Ihm wird empfohlen, die Kapseln ständig bei sich zu tragen und mit dem Einsetzen der Schmerzen sofort anzuwenden. Für die Zukunft nimmt er sich vor, vorsorglich dann eine Kapsel einzunehmen, wenn er bei bevorstehenden Tätigkeiten mit Beschwerden zu rechnen hat.

Die Zeit des Aufenthaltes in Bad Kissingen nutzt er, um jeden Tag in den umliegenden Wäldern oder entlang den Ufern der Fränkischen Saale zu wandern. Mit seinen Beschwerden will er alleine sein, er bleibt deshalb ein Einzelgänger. Er will nicht, daß sich jemand nach seinem Tempo richten muß, das alleine das Gefühl bestimmt, das er empfindet, wenn er die Grenze der körperlichen Belastung erreicht hat, bei dem jedes Mehr zu Beschwerden führt.

Im Rahmen der Gesundheitsvorsorge seines Unternehmens wurde Scharner bisher jedes Jahr von einem Internisten untersucht. An der Gründlichkeit, mit der dieser bei seiner Untersuchung vorgeht, bestehen keine Zweifel, aber auch er gelangt zu keiner sicheren Diagnose, spricht jedoch von der Möglichkeit einer Angina pectoris, also einer Verengung der Herzkranzgefäße mit Angstzuständen. Scharner fühlt, wie sich bei dieser Eröffnung sein Innerstes zusammenkrampft. Nie hat er soviel Besorgnis und Furcht empfunden. Er wagt nicht, daran zu denken, was passiert, wenn sich die Vermutung des Arztes als richtig erweist.

Im Verlauf des Gespräches mit dem Arzt erwähnt er seine Beobachtungen, daß Beschwerden, nachdem sie sich mehrfach wiederholten und wieder abgeklungen sind, selbst bei fortgesetzter Belastung nicht mehr auftreten.

Der Arzt hat dafür eine Erklärung: Die Amerikaner nennen es das »walk-through-phenomena«, zu deutsch das »Durchgehphänomen«. Für diesen Fall wird empfohlen, mit verringertem Tempo durch die Beschwerden »hindurchzugehen«.

Im Sommer des folgenden Jahres hält sich Scharner zu einer Kur in Bad Salzhausen auf. Ein idyllischer kleiner Ort, in dem die Zeit stehengeblieben zu sein scheint. Das spürt der Ankommende, wenn er mit dem Zug reist, bereits auf dem Bahnhof, wo ihn eine Blumenpracht empfängt, die aus den Kästen unter den Fenstern des malerischen kleinen Bahnhofgebäudes in üppiger Fülle quillt. Das Haus, in dem Scharner untergebracht ist, nimmt etwa 100 Patienten auf und liegt im Wald, direkt am Ortsrand. Die Atmosphäre darin gleicht eher einer Familienpension als einer Kurklinik. Man ist bemüht, die Therapie des Hausarztes weitgehend einzuhalten, und ergänzt diese durch ortsübliche Anwendungen: Bäder, Massagen, Bewegungstherapie.

Zweimal in der Woche kommt ein Arzt in das Haus und hält eine »Sprechstunde« ab. Ihrem Charakter nach entspricht sie eher einer liebenswürdigen Unterhaltung zwischen Patient und Arzt, in der dieser sich nach dessen Wohlbefinden erkundigt.

In der letzten Woche erscheint in Vertretung des Arztes, der bislang die »Sprechstunde« abgehalten hatte, ein noch sehr junger Kollege. Dieser untersucht Scharner noch einmal sehr gründlich und läßt sich eingehend über Art und Verlauf der Beschwerden berichten. Er vermutet eine Schädigung der Koronararterien, also der Herzkranzgefäße.

Er erkundigt sich, ob sein Arzt nicht schon einmal daran gedacht habe, ihn zu einem Kardiologen, also Subspezialisten zu überweisen.

Das muß Scharner verneinen. Diese Überlegung hatte er selbst schon angestellt. Schließlich leidet er nun schon seit Jahren an Beschwerden, die anscheinend vom Herzen ausgehen. Aber er hält es für die Aufgabe seines Arztes, denn dieser ist ja Internist. Weiter rät der Kurarzt, er solle, nach Rücksprache mit seinem Arzt, Verbindung mit der Kardiologischen Abteilung der in der Nähe seines Wohnortes liegenden Universitätsklinik Düsseldorf aufnehmen. Mit einer speziellen Untersuchung werde man dort mit Sicherheit nicht nur die Ursache der Herzbeschwerden herausfinden, sondern auch wichtige Hinweise für die Weiterbehandlung erhalten. Je früher das geschehe, desto größer seien die Chancen, den Beschwerden entgegenzuwirken und weiteren Schädigungen vorzubeugen. Der Bericht an seinen Arzt wird diese Empfehlung enthalten. Dieses Gespräch fand zwei Tage vor Scharners Abreise statt.

Scharner wartet mit dem nächsten Besuch bei seinem Arzt, bis er sicher ist, daß diesem der Bericht der Kurklinik vorliegt. Nun sitzt er vor ihm und wartet gespannt auf seine Reaktion.

»Schön, ganz schön«, ist das wenige, was der Arzt zu sagen weiß. Zaghaft macht Scharner ihn auf die besondere Empfehlung des Kurarztes aufmerksam. Sein Arzt antwortet, daß er von diesen Untersuchungsmethoden nicht viel halte. Außerdem seien sie seines Wissens nicht ganz ohne Risiko. Damit ist die Sache für ihn erledigt.

Die Beschwerden treten immer häufiger auf und die begleitenden Schmerzen nehmen an Heftigkeit zu. Scharner erlebt eine besonders schlimme Nacht. Schon beim Zubettgehen stellt sich im Bereich des Bauches das Gefühl des Drucks und im Bereich der Herzens das der Beklemmung ein, verbunden mit einem in Abständen auftretenden, ziehenden Schmerz in der Gegend der Herzspitze. Das Luftholen fällt ihm schwer. Plötzlich setzt starker Schüttelfrost ein, der das ganze Bett erzittern läßt. Er bekommt seinen Körper nicht mehr unter Kontrolle. Unruhig wälzt er sich im Bett – plötzlich überfallen ihn Angstgefühle.

Mitternacht ist längst vorbei, da entschließt er sich, seine Frau zu wecken. Sie erkennt sofort die Situation: Da muß ein Arzt her! Verzweifelt überlegt sie, welchen sie verständigen soll. Der Arzt ihres Mannes hatte eindeutig zu verstehen gegeben, daß er Hausbesuche, auch in Notfällen, nicht machen würde. Das sei Sache des am nächsten zu erreichenden Praktischen Arztes oder eines Notarztes. Den Praktischen Arzt hatten Scharners noch nie in Anspruch genommen; außerdem – mitten in der Nacht? Sie weiß sich keinen anderen Rat, als im nächsten Krankenhaus anzurufen, um zu erfahren, daß eine Aufnahme nur mit einer Einweisung durch einen Arzt möglich ist. Wenigstens teilt man ihr die Rufnummer des an diesem Tag zuständigen Notarztes mit. Vergeblich ihre Versuche, diesen telefonisch zu erreichen; endlich hat sie Erfolg! Hastig teilt er ihr mit, momentan so überlastet zu sein, daß er in den nächsten zwei Stunden nicht kommen kann. Auch er rät, mit dem Praktischen Arzt in der Nähe Verbindung aufzunehmen.

Aus dem Telefonbuch sucht sie also dessen Nummer heraus und ruft ihn an. Es ist kurz vor 6 Uhr morgens. Der Arzt meldet sich verschlafen und hört sich an, was sie ihm mitteilt. Sie glaubt bereits, vergeblich angerufen zu haben, doch dann verspricht der Arzt, in einer halben Stunden bei Scharners zu sein.

Knapp 15 Minuten später trifft er ein und beginnt sofort mit der Untersuchung. Er vermutet einen Herzinfarkt und rät daher zu einer eingehenden Untersuchung und Beobachtung im Krankenhaus.

Diese Eröffnung trifft Scharner wie ein Keulenschlag. Ein Herzinfarkt? Unmöglich! Daran kann er nicht glauben – das darf nicht wahr sein! Mit aller Entschlossenheit sträubt er sich gegen eine Einlieferung in das Krankenhaus, obwohl seine Frau und der Arzt ihm gut zureden.

War das ein grundlegender Fehler, den Scharner da beging? Vielleicht wieder eine Chance vertan, um den Herzschaden frühzeitig zu erkennen; die erste hatte sein Arzt vergeben, als er der Empfehlung des Kurarztes nicht nachgekommen war.

Der Sommer 1976 zeigte sich von seiner besten Seite. Scharner hatte gerade seinen 56. Geburtstag gefeiert. Scharners sind beide berufstätig. Wenn sie abends gemeinsam nach Hause kommen, drehen sie als erstes ein paar Runden im Schwimmbecken ihres Gartens. Ihn zwingen die bekannten Beschwerden und Schmerzanfälle im Bauch- und Brustbereich immer wieder zu kleinen Pausen, bis nach dem »Durchgehphänomen« alles abgeklungen ist. Längst schon hat er die Hoffnung auf eine Genesung ohne Einwirkung von außen aufgegeben. Damit hat er sich abgefunden, nicht aber mit dem Gedanken, daß ärztliche Kunst doch noch etwas erreichen könne.

Seiner Frau bleibt nicht verborgen, daß er sich mit bedrückenden Gedanken quält. Ihn hält eine innere Scheu davor zurück, ihr seine Gedanken mitzuteilen. Er will sie nicht beunruhigen. So ist sie es, die ihn eines Tages anspricht: »Willst du nicht einmal den Chefarzt unseres Krankenhauses aufsuchen? Er ist ein guter Internist und dafür bekannt, gerade Herzkrankheiten erfolgreich behandelt zu haben.« Auch ihr waren längst Zweifel an der Richtigkeit der Behandlungsweise seines Arztes gekommen.

Scharner war nicht entgangen, daß sie sich seines Gesundheitszustandes wegen Sorgen machte. Um sie zu beruhigen, meldet er sich bei diesem Arzt an. Dieser ordnet als erstes ein Belastungs-EKG an. Scharner hatte von dieser Untersuchung zwar schon gehört, kann sich aber nichts Genaueres darunter vorstellen. Sie wird nach einer Methode durchgeführt, die manch einem Patienten vorsintflutlich erscheinen mag. Man steigt, nachdem man mit dem Aufzeichnungsgerät verbunden ist, eine festgelegte Zeit lang unentwegt über ein dreistufiges Podest. (Das erledigt heute ein Fahrrad-Ergometer besser und auf elegantere Weise). Diese Untersuchung endet für Scharner ohne besorgniserregenden Befund.

≡ Kommentar

Schon in der ersten Krankheitsphase, die der Autor wohltuend ehrlich und selbstkritisch beschreibt, werden typische Verhaltensweisen deutlich:

1. Verkennen der Beschwerden,
2. Neigung zum Verleugnen, Verdrängen, Herunterspielen dieser Beschwerden,
3. Nicht ganz seltene Fehleinschätzungen von seiten des Hausarztes.

— *Verkennen der Beschwerden*

Die Brustschmerzen beim Schwimmen im August 1970 waren sehr wahrscheinlich schon echte **Angina pectoris-Schmerzen,** bedingt durch ein Mißverhältnis von Blutangebot und erhöhtem Blutbedarf im Herzmuskel beim Schwimmen. Wir sprechen von einer **stabilen Angina pectoris**. Sie ist jener Brustschmerz, der unter denselben körperlichen oder seelischen Belastungsbedingungen wiederholt auftritt und daher vorhersehbar ist. Die **instabile Angina pectoris** unterscheidet sich von diesen Brustschmerzen dadurch, daß sie auch ohne Anstrengung, z. B. in der Nacht, und unvorhergesehen auftritt und ein besonderes Warnzeichen darstellen müßte, da sie nicht selten einem akuten Infarktgeschehen vorausgeht. Jener nächtliche Schmerz, dessentwegen Herr Scharner hätte eingewiesen werden sollen, was er aber abgelehnt hat, war sicher rückschauend eine instabile Angina pectoris.

Noch eine dritte Form der Angina pectoris ist in dieser Vorgeschichte deutlich geworden, das sogenannte **Durchgehphänomen** (walk-through-phenomena). Es ist eine besondere Form der stabilen Angina pectoris, bei der es zwar unter einer Anstrengung zu Brustschmerzen kommt, etwa beim anfänglichen Treppensteigen oder schnellen Gehen, die aber verschwinden, wenn man die gleiche Anstrengung fortsetzt. Dieses Durchgehphänomen gilt als nicht ungünstiges Zeichen dafür, daß sich der Körper an eine Anstrengung bezüglich der Durchblutung des Herzens anzupassen vermag. Natürlich hat die koronare Herzkrankheit schon viel früher begonnen, noch vor der Fahrt an den Tegernsee, aber die Symptome, wie z. B. die Herzschmerzen, treten erst viel später auf und sind schon ein Zeichen, daß die koronare Herzkrankheit eine bestimmte Entwicklungsphase erreicht hat, die dringend einer Behandlung bedarf. Übrigens kommt es in einem Drittel aller Infarktfälle vor dem akuten Ereignis überhaupt nicht zu subjektiven Symptomen, man spricht von einer **stummen Durchblutungsstörung** (silent ischemia). Diese stumme Ischämie ist der Grund, warum nicht die subjektiven Symptome, sondern objektive Zeichen, etwa Senkungen der ST-Strecke im EKG bei einer Belastungsprüfung oder im 24-Std.-Elektrokardiogramm, bei Menschen mit Risikofaktoren die koronare Herzkrankheit bestätigen oder ausschließen müssen.

Verdrängen der Beschwerden

Die Neigung zum Verleugnen und Herunterspielen der Beschwerden ist in der Schilderung der Vorgeschichte sehr deutlich. Die Ablehnung der Krankenhauseinweisung, obwohl es sich im Herbst 1975 wahrscheinlich um eine sogenannte instabile Angina pectoris als Infarktvorläufer gehandelt hat, ist hierfür sehr typisch. Diese Neigung zum Verleugnen ist bei allen Betroffenen, ganz besonders aber bei den sogenannten »Leuchten der Leistungsgesellschaft« so häufig, daß die Angehörigen hier ein besonderes Augenmerk auf das Verhalten auch bei einem drohenden zweiten oder dritten Infarkt des Patienten haben müssen. Frau Scharner war sicher in jener Nacht, als ihr Mann die Klinikeinweisung ablehnt, in einer schwierigen Situation. Aber sie hätte sich eigentlich durchsetzen müssen.

Ärztliche Fehleinschätzungen

Das geschilderte Verhalten der Ärzte ist hier ebenfalls zu erörtern. Auch wenn ich es lieber vermeiden würde, muß ich hier Fehler und Versäumnisse benennen, damit sie dem betroffenen Leser nicht auch passieren. Ein Elektrokardiogramm in Ruhe ist allein nicht in der Lage, eine Durchblutungsstörung nachzuweisen, die erst bei körperlicher Belastung (z. B. auch beim Schwimmen am Tegernsee) auftritt. Bei jener ersten ärztlichen Beratung hätte unbedingt ein **Belastungs-EKG** bis zur Ausbelastung durchgeführt werden müssen, d. h. bis zu einem Grad der Belastung, bei dem entweder subjektive Symptome oder objektive Zeichen der Durchblutungsstörung auftreten. In diesem Zusammenhang muß auch festgestellt werden, daß der sogenannte 2-Stufen-Test, von dem hier die Rede war, heute überholt ist und daß als Belastungsform entweder eine **Fahrrad-Ergometrie** oder die gut ausgearbeitete Kletterstufe nach Kaltenbach gelten kann. Auch erscheint es rückschauend nicht sinnvoll, vorbeugend gegen eine Herzschwäche ein Medikament zu geben, wenn bei der Untersuchung keine

Ursache einer solchen Herzschwäche, z. B. eine koronare Herzerkrankung, gefunden wurde.

Der Kurarzt in Bad Kissingen hat im Frühjahr 1973 eine
richtige Verdachtsdiagnose gestellt und Nitrokörper empfohlen, ebenso der Internist im Rahmen der Check-up-Untersu-
chung über das Unternehmen, in dem Herr Scharner angestellt war. Der junge Kurarzt in Bad Salzhausen hat die Zuzie-
hung eines Kardiologen als Subspezialisten mit besonderer
Einrichtung und Erfahrung zu Recht empfohlen. Leider hat der
internistische Hausarzt diese Überweisung abgewehrt und den
Patienten dadurch – so müssen wir rückschauend sagen –
gefährdet. Warum wohl? Auch die Begründung für die Ablehnung war nicht richtig, ja sogar irreführend. Die Koronarangiographie ist in keiner Weise so risikoreich wie das Ver-
säumnis einer rechtzeitigen Operation. Es gibt heute nach
weltweiten Statistiken **einen** ernsten Zwischenfall bei mehr als
zweitausend Eingriffen dieser Art.

Der Infarkt

Ende eines jeden Jahres wird in Scharners Wohnort das Bürger-Schützenfest gefeiert. Am Samstag, Punkt 12 Uhr, verkünden Böller auf dem Marktplatz den Beginn des vier Tage währenden Volksfestes, derweil die rot-weiße Fahne mit dem Stadtwappen langsam am Mast auf der Kuppel des Münsters emporsteigt. Tambourkorps marschieren sternförmig vom Marktplatz in alle Richtungen. »Freut euch des Lebens ...«, so klingt es durch die ganze Stadt. Die Vorbereitungen zu diesem Fest sind seit Monaten gelaufen. Den Höhepunkt bildet am Sonntag die prunkvolle Parade des Regiments auf dem Marktplatz, mit der es seinen regierenden Schützenkönig ehren will. Gefeiert wird bis zum Dienstagabend, bis der neue Schützenkönig ausgeschossen ist.

Scharners wohnen diesem Spektakel selten bei, haben dieses Mal aber dem Drängen vieler Freunde und Bekannten nachgegeben und wollen sich dieses Schauspiel einmal aus nächster Nähe ansehen.

Scharner spürt schon am Morgen, kurz nach dem Aufstehen, einen leichten Druck im Bereich des Bauches. Er und seine Frau beschließen daher, mit dem Bus in die Stadt zu fahren. Der Weg von ihrem Haus zur Bushaltestelle ist kurz. Trotzdem ahnt Scharner, daß selbst diese Strecke zur Steigerung seiner Beschwerden beitragen wird. Vorsorglich zerbeißt er vor Verlassen des Hauses zwei Nitro-Kapseln.

Die Fahrt endet bereits am Rande der Innenstadt, weil diese für die Dauer des Zuges für den ganzen Verkehr gesperrt ist. Nur wenige Schritte nach dem Aussteigen machen sich bei Scharner die Beschwerden wieder bemerkbar. Sie greifen nun auch zum Brustbereich über, gehen über in Schmerzen, die in Schultern, Arme und Kiefer ausstrahlen. Trotz erneuter Einnahme von Nitro-Kapseln wollen sie einfach nicht abklingen. Scharners gelangen an eine Stelle, von der aus sie sich den Schützenzug ansehen wollen. Scharners Frau war nicht entgangen, daß er mit Schwierigkeiten kämpfte, und mehr als einmal hatte sie ihn besorgt von der Seite angeschaut. Deshalb fragt sie, ob sie nicht lieber nach Hause zurückkehren sollten. Er versucht, sie zu beruhigen. Es sei nichts Besonderes. Doch er selbst ist von der Aufrichtigkeit seiner Antwort nicht ganz überzeugt.

Der Schützenzug naht. Die Klänge der Kapellen werden deutlicher vernehmbar. Es herrscht erwartungsvolle, ungeduldige Spannung, und – endlich! – kommen sie: allen voran die Vorreiter auf schweren Kaltblütern mit der über 100 Jahre alten Traditionsfahne. Es folgen die Sappeure, die Garde des Königs, die Edelknaben, die Grenadiere, die Jäger und ... und ... und ...! Dazwischen immer wieder Fanfarenzüge, Tambourkorps und Musikkapellen, die sich die Seele aus dem Leibe spielen.

All dieser Frohsinn und die ausgelassene Heiterkeit übertragen sich auch auf Scharner, und fast vergißt er darüber seine Beschwerden, die sich jedoch sofort wieder einstellen, als Scharners sich auf den Weg zum Kirmesplatz machen. Man schlendert vorbei an Schaustellerbuden und Kirmesattraktionen, bleibt hier stehen, verweilt dort und legt, um den Durst zu löschen, an einem der Getränkestände eine Pause ein.

Hoffnungsvoll trinkt Scharner zwei Gläser des im Rheinland bevorzugten, leicht bekömmlichen Altbieres. Er hatte die Erfahrung gemacht, daß ihm das nach dem Genuß von kohlesäurehaltigen Getränken und Bier auftretende Aufstoßen Erleichterung bringt. Kein Aufstoßen – kein Rülpser. Seine im stillen gehegte Hoffnung auf Besserung bleibt unerfüllt und der Steinbrocken im Bauch drückt weiter auf die Herzspitze. Das Gehen fällt ihm schwer. Er glaubt, nicht atmen zu können.

Am späten Nachmittag finden Scharners sich im Festzelt ein und werden von Freunden und Bekannten begrüßt. Man unterhält sich, scherzt miteinander, ist fröhlich. Einige wagen sogar ein Tänzchen. Nur Scharner ist nicht bei der Sache. Außer seiner Frau ahnt niemand, daß ihn etwas quält. Nach einer Stunde mahnt sie zum Aufbruch. Sie entschuldigt sich mit der Erklärung, noch andere Verabredungen einhalten zu müssen.

Es ist dunkel, als sie das Zelt verlassen. Zurück bleiben Ausgelassenheit und Lebensfreude. In einem Restaurant in einer abseits vom Trubel gelegenen Seitenstraße bestellen sie ein Abendessen. Scharner stochert darin herum. Er hat keinen Appetit. Der Druck im Bauchbereich hat zugenommen und beginnt nun auch im Brustbereich. Er fühlt sich unsicher und ist ratlos und froh, als seine Frau vorschlägt, nach Hause zu fahren. So hatte es ihn noch nie heimgedrängt.

Bis zur Abfahrt des Busses haben sie noch mehr als eine halbe Stunde Wartezeit. Sie beschließen, diese in einem Eiscafé in der Nähe der Bushaltestelle zu verkürzen. Scharner läßt sich erleichtert nieder. Er muß sich sehr beherrschen, denn unter das zunehmend als unangenehm empfundene Druckgefühl beginnt sich ein leicht schmerzhaftes Ziehen in der Herzgegend zu mischen. Am liebsten möchte er sich verkriechen. Er sehnt den Augenblick herbei, wo er wieder zu Hause ist. Mit Ungeduld erwartet er die Abfahrt des Busses.

Endlich ist es soweit. Sie können gehen. Seine Frau bezahlt, und gemeinsam verlassen sie das Café. Bis zur Bushaltestelle auf der anderen Straßenseite sind es nur wenige Schritte. Sie haben gerade die Hälfte des Weges zurückgelegt, als plötzlich Scharner ein brennender, nadelstichähnlich empfundener Schmerz in der Herzgegend überfällt, wie er bisher noch keinen erlebt hatte. Er bricht in Schweiß aus. Der Schmerz hält unvermindert an. Ihm ist zumute, als wolle man ihm mit einer rotglühenden Zange das Innere herausreißen. Kaum gelingt ihm das Atmen, es fällt ihm schwer, ein Bein vor das andere zu setzen. Verzweifelt greift er nach dem Arm seiner Frau. Sie hatte die schlagartige Veränderung, die mit ihm vorgegangen war, mit großer Besorgnis wahrgenommen, sie ergreift seinen Arm und geleitet ihn behutsam zur anderen Straßenseite. Willig läßt er das mit sich geschehen. Auf einem Schaufenstersims läßt er sich nieder. Lieber würde er flach auf dem Boden liegen.

Als seine Frau eine Taxe rufen will, winkt er ab. Er meint, es ist gleich vorbei, doch er windet sich vor Schmerzen. Leute werden aufmerksam und starren herüber.

»Komm«, bittet er, »laß uns hingehen, wo es dunkler ist und uns niemand sieht«.

Sie führt ihn einige Meter weiter zu einer Mauer am Rande einer Grünanlage. Im Schatten einer Straßenlaterne nimmt er Platz.

Unvermindert dauern die Schmerzen an – erbarmungslos. Er krümmt sich zusammen. Um nicht hilflos zusehen zu müssen, beschließt seine Frau, einen Unfallwagen anzufordern.

Zwar will er nun doch lieber mit einer Taxe nach Hause gefahren werden, doch hält sie jetzt den Augenblick für gekommen, in dem sie handeln muß. Ein gerade vorbeikommendes älteres Paar bittet sie, auf ihren Mann zu achten, während sie Hilfe holt. Zunächst zeigen diese wenig Bereitschaft, dieser Bitte nachzukommen. Allzuviele Betrunkene bevölkern in diesen Tagen die Straßen der Stadt. Rasch erkennen sie aber, daß hier Ernstes vorliegt und bleiben. Scharner nimmt kaum noch wahr, was um ihn herum geschieht. Vorüberge- beugt, die Finger im Stoff seiner Jacke verkrallt, sitzt er auf der Mauer. Pausenlos dreht sich in seinem Kopf die Frage: Was ist das? Habe ich etwas gegessen, was ich nicht vertrage? Tief unten lauern Angst und Furcht vor herannahendem Unheil.

Indessen eilt seine Frau in das Café zurück, drängt sich an den Wartenden vor der Eistheke vorbei und bittet den Verkäufer, einen Unfallwagen herbeizurufen. Der reagiert mit gleichgültigem Achsel- zucken, erklärt, daß er nicht für jeden »Besoffenen« einen Unfallwagen rufe, und verzieht verächtlich die Mundwinkel.

»Nun hören Sie mir mal gut zu! Es handelt sich um meinen Mann. Er ist nicht besoffen, wie Sie meinen, sondern mit furchtbaren Schmerzen auf der Straße zusammengebrochen. Wenn Sie jetzt nicht unverzüglich einen Unfallwagen oder Notarzt herbeirufen, hänge ich Ihnen eine Klage wegen unterlassener Hilfeleistung an den Hals!« herrscht sie den Verkäufer an. »Darauf können Sie sich verlassen!« fügt sie drohend und bestimmt hinzu.

Dies zeigt Wirkung. Der Verkäufer telefoniert nach einem Unfallwagen. Als sie das Gespräch bezahlen will, wehrt er ab und murmelt: »Schon gut.« Sie bedankt sich und eilt etwas erleichtert zu ihrem Mann zurück.

Dieser kauert immer noch auf der Mauer. Ein paar Neugierige schauen ratlos zu. Scharners Frau bedankt sich bei dem Paar, das während ihrer Abwesenheit auf ihren Mann geachtet hatte, doch sie wollen nicht gehen. Der Mann bietet sich für den Fall an, daß er doch noch helfen kann.

Der Unfallwagen, ein alter, unförmiger Kasten, rollt nach einer Viertelstunde heran. Zwei junge uniformierte Männer springen heraus. Sie sind Mitglieder einer Hilfsorganisation, die bei großen Veranstaltungen eingesetzt wird. Man merkt ihnen an, daß sie als Freiwillige den Umgang mit Hilflosen nicht gewohnt sind. Sie geben sich viel Mühe, aber unbeholfen und ungeschickt stellen sie sich an, als sie Scharner in das Fahrzeug helfen.

Sie sind sich nicht sicher, ob sie es hier mit einem Betrunkenen zu tun haben, und erkundigen sich, wohin man fahren soll.

»Wohin?« schnauft Scharners Frau ungeduldig. »Ins Krankenhaus natürlich. Wenn es geht, ein bißchen schnell!«

Eingeschüchtert von soviel Resolutheit, bitten sie Scharners Frau, neben ihrem Mann Platz zu nehmen, während sie sich auf die Fahrersitze schwingen. Los geht die Fahrt – nicht zu schnell …

»Können Sie vielleicht ein bißchen mehr Tempo machen?« treibt Scharners Frau ungeduldig an. Als Antwort erhält sie ein Achselzucken. Eine gemächliche Fahrt ohne Blaulicht – ohne »ta-tü-ta-ta«. Vor jeder roten Ampel wartet der Fahrer geduldig auf das Signal zur Weiterfahrt. Scharners Frau möchte platzen!

Inzwischen ist Scharner alles gleichgültig. Er will nur noch, daß die unerträglichen, ununterbrochenen Schmerzen enden mögen, die vom Gerüttel des klapprigen Fahrzeugs noch verstärkt werden.

In der Aufnahme des nächsten Krankenhauses hält der Wagen. Scharner wird auf einen Rollstuhl gehoben und befindet sich Sekunden später auf einer Trage im Aufnahmeraum. Seine Frau ist gefolgt. Minuten vergehen, da erscheint die diensttuende Ärztin. Während sie untersucht, läßt sie sich berichten.

»Heute Nacht muß Ihr Mann hierbleiben«, schließt sie die Untersuchung ab. »Morgen sehen wir weiter«.

Nun wird es Scharner langsam bewußt, daß es ein »nach Hause« vorerst nicht geben wird. Haltsuchend klammert er sich an seine Frau.

Sie streichelt seine Hand: »Sei froh, daß du hier bist. Du quälst dich doch schon seit langem herum. Nun ist es an der Zeit, herauszubekommen, was dir fehlt.« Sie schaut ihn an. »Glaube mir, mir ist jetzt leichter.«

Ein Pfleger erscheint. Die Ärztin weist ihn an, Scharner auf die Intensivstation zu bringen. Seiner Frau sagt sie, daß sie nun nach Hause könne. Sie schreibt eine Telefonnummer auf einen Zettel, unter der sie sich morgen im Laufe des Vormittages nach ihrem Mann erkundigen kann. Als sie ihn Scharners Frau überreicht und in deren Augen den bangen, fragenden Ausdruck bemerkt, beruhigt sie diese. Sie solle sich keine Sorgen machen. Ihr Mann sei in diesem Zustand in der Klinik am besten aufgehoben. Alles würde sicher bald wieder in Ordnung kommen.

Auf die Frage, was letztlich die Ursache des Zusammenbruchs ihres Mannes gewesen sei, antwortet die Ärztin etwas zögernd: »Es deutet alles auf einen Herzinfarkt hin. Genaues werden die Untersuchungen morgen und in den folgenden Tagen ergeben.«

Scharner hat mitgehört und ist von der Plötzlichkeit dieser Eröffnung ebenso betroffen wie seine Frau. Mit allem hatte er gerechnet; das hatte er nicht erwartet. Sein ganzes Inneres lehnt sich gegen diese Wahrscheinlichkeit auf. Das darf nicht wahr sein! Er will es nicht glauben.

Seine Frau verabschiedet sich von der Ärztin, dann von ihm. Sie drückt seine Hand: »Sei unbesorgt. Hier bist du wirklich am besten aufgehoben. Morgen werde ich mich nach dir erkundigen. Wir schaffen das schon!« Das sollte mutig klingen und tröstend zugleich. Sie ist sich nicht sicher, ob ihr das gelingt. In diesem Augenblick ist sie selber mutlos und verzagt. Ihm ergeht es nicht anders. Als kleines Häufchen Elend bleibt er zurück.

Der Pfleger bringt ihn auf die Intensivstation. Da alle Zimmer belegt sind, muß er ihn in ein Bett auf dem Gang legen. Der Gang ist so schmal, daß das Kopfende des Bettes in eine Türöffnung hineinragt. Geht jemand hindurch, schlägt die Türkante an das Bett und läßt es erzittern. Weil sie sich nicht schließen läßt, weht die ganze Nacht hindurch ein kalter Luftzug aus dem Treppenhaus über Scharner hinweg. Einige Meter erhellt eine Nachtbeleuchtung den Gang notdürftig. Scharner bleibt wach. Er kann nicht schlafen. Immer wieder kreisen seine Gedanken um die Frage, was nun wird. Er versucht, das Ausmaß dessen zu begreifen, was plötzlich über ihn hereingebrochen ist. Fragen nach dem Sinn und der Existenz seines Lebens tauchen auf und zermürben ihn fast bis zur Selbstaufgabe. Noch kann er sich nicht vorstellen, was auf ihn zukommen wird, aber schon kündigt sich eine Vorahnung an, daß ihm schicksalhaft veränderte Lebensbedingungen bevorstehen.

Qualvoll langsam schleicht die Nacht dahin. Die Schmerzen in der Brust sind einem Druckgefühl gewichen, das sie wie ein Eisenreifen zusammenpreßt.

Der Morgen kriecht durch das Fenster. Mit zunehmender Helle nimmt auch die Geschäftigkeit auf dem Gang zu. Scharner ist froh, daß die Nacht vorbei ist. Ein Pfleger hat ihn gewaschen, und irgendwann steht ein Tablett mit dem Frühstück auf dem Stuhl neben seinem Bett. Er rührt nichts an. Immer noch lastet der Druck auf seiner Brust, der ihm jede Bewegung zur Qual macht.

Gegen 9 Uhr biegt ein Trupp »weißer Kittel« um die Ecke des Ganges. An Scharners Bett bleibt er stehen. Ein für ihn unverständlicher Wortwechsel beginnt. Einer der »weißen Kittel« fragt, warum der Patient nicht am Monitor liegt. Später erfährt Scharner, daß es der Arzt ist, dem auch die Intensivstation untersteht. Aus der Gruppe antwortet jemand, daß nur noch zwei Monitore funktionieren und diese mit anderen Patienten besetzt sind.

»Na, und die anderen zwei?«

Die seien seit drei Wochen defekt, lautet die Antwort. Das ist schon mehrfach reklamiert, doch bisher sei noch niemand erschienen, um die Mängel zu beseitigen.

»Immer derselbe Ärger!« schimpft der Arzt. »Bringt ihn in einem Zimmer unter und hängt einen anderen ab.«

Fragende Gesichter veranlassen ihn zu der Konkretisierung: »Die Galle, die ist außer Gefahr.« Ohne Scharner eines weiteren Blickes zu würdigen, geht er weiter und mit ihm sein Gefolge.

Eine Stunde später befindet sich Scharner in einem hellen, nüchternen Raum. Auf dem Regal über seinem Kopf steht ein Monitor. Ein Gewirr von Kabeln verbindet ihn mit diesem Gerät. Auf dem Bildschirm wandert unaufhörlich ein heller Punkt vom linken Bildrand zum rechten. Schwestern kommen, nehmen Blut ab, machen ein EKG, ein junger Arzt untersucht.

Scharners Inneres kommt nicht zur Ruhe. Ständig kreisen seine Gedanken um die Ereignisse der letzten Stunden und vermischen sich zunehmend mit der bangen Frage nach der Zukunft. Das Mittagessen rührt er nicht an. Die Schwester mahnt zum Essen. Er mag nicht. Seine Frau hat noch nichts von sich hören lassen. Warum kommt sie nicht? Er wird unruhig, aus Angst, sie könne ihn vergessen haben.

Doch dann, am späten Nachmittag, öffnet sich die Tür und sie ist da. Er will aus dem Bett herausspringen und ihr entgegeneilen – aber es bleibt bei dem Wunsch. »Tapfere kleine Frau!« denkt er und winkt ihr matt zu. Sie ist bemüht, sich nichts anmerken zu lassen. Dennoch kann der müde Ausdruck, der ihre Augen überschattet, nicht verbergen, daß Stunden voller Sorgen und eine schlaflose Nacht hinter ihr liegen. Sie legt ein kleines Sträußchen auf die Bettdecke und drückt stumm seine Hand. Sie bringt Neuigkeiten mit. Sie habe mit dem Oberarzt gesprochen, berichtet sie. Nach bisherigen Erkenntnissen habe er einen Hinterwandinfarkt erlitten. Dann erfährt er, daß er weiterhin auf der Intensivstation bleiben muß, bis die Gefahr eines Re-Infarktes vorbei ist.

Um nicht den Eindruck zu erwecken, sie lasse sich der Zukunft wegen entmutigen, verleiht sie während ihres Berichtes ihrer Stimme einen forschen Ton. Sie spürt, wie wichtig es gerade jetzt ist, ihm in seiner Verfassung mit bespielhafter Unverzagtheit und Beherztheit Mut zu machen. Es kostet sie viel Kraft, diese Selbstbeherrschung aufzubringen, sich gelassen und zuversichtlich zu zeigen.

Bevor sie wieder geht, verspricht sie, jeden Tag wiederzukommen. Er blickt ihr nach und fühlt sich, trotz allen Trostes und aller Ermutigungen, verzweifelt, hilflos – ausgeliefert. In den folgenden Tagen stellen sich immer wieder Schmerzen ein, die er unterschiedlich stark empfindet. Die Gefahr des Re-Infarktes ist nach drei Tagen weitgehend gebannt, und er kann auf die Innere Station verlegt werden.

Er liegt in einem hellen, ruhigen Raum, in den wohltuend die Strahlen der Nachmittagssonne hereinfluten. Noch am gleichen Tage beginnt eine Krankengymnastin mit Körper- und Atmungsübungen. Sie machen ihm bewußt, daß seinen Körperbewegungen Grenzen gesetzt sind. Diese Feststellung trägt nicht gerade zur Steigerung seines Selbstbewußtseins bei.

Die einzige Besucherin in diesen Tagen ist seine Frau. Weil er sich scheut, anderen seine Hilflosigkeit zeigen zu müssen, will er auch niemanden sehen. Hinzu gesellt sich ein Gefühl von Minderwertigkeit, von dem er sich nicht befreien kann. Wie konnte **ihm** das passieren! Seine Frau bemüht sich, alles von ihm fernzuhalten, was ihn beunruhigen oder aufregen könnte. Das erfordert viel seelische Kraft, oft bis an die Grenze des Möglichen. Er ahnt das und fragt sich mehr als einmal, woher sie die Energie nehmen mag, und ob nicht alles zuviel für sie ist.

Einmal klagt er, daß ihm das tatenlose Herumliegen nicht behagt; das Lesen fällt ihm schwer, aber mit etwas müßte er sich schon beschäftigen können. Seine Frau sucht kurzerhand ein Spielwarengeschäft auf und ersteht einen Bausatz, aus dem sich ein Mobile basteln läßt. Seine Freude über diese Aufmerksamkeit ist groß. Mit Eifer begibt er sich an den Zusammenbau. Schon bald bewegt sich das kleine Gerät am Griff über seinem Kopf im leichtesten Luftzug des Raumes. Fällt sein Blick darauf, regen sich erstmalig wiederkehrender Lebenswille und erwachendes Selbstvertrauen.

Zusammen mit anderen Mitteln nimmt er auch das Medikament Marcumar ein. Dieses bewirkt die Verringerung der Gerinnungsbereitschaft des Blutes und verhindert die Bildung von Blutgerinnseln in den Gefäßen. Es wird so dosiert, daß sich ein im Blut meßbarer Wert ergibt, der in Abständen überprüft wird. Doch bei Scharner wollen sich die erwarteten Werte nicht einstellen. Auch die Ursache für seine Instabilität läßt sich nicht ergründen. Daher wird Marcumar abgesetzt. Ihm ist das recht, denn durch die vorausgegangene Belehrung des Arztes ist ihm bekannt, daß dieses zwar ein sehr wirksames Mittel bei der Nachbehandlung von Herzinfarkten ist, denkt man aber an die Nebenwirkungen, entsteht der Eindruck, daß man »den Teufel mit dem Beelzebub austreiben will«.

Am vierten Tag darf Scharner das Bett verlassen und unter Aufsicht einige Schritte unternehmen. Inzwischen ist er zu der festen Überzeugung gelangt, daß er es dem umsichtigen und entschlossenen Handeln seiner Frau verdanken kann, daß er noch am Leben ist. Wenn jemand ein Anrecht darauf besitzt, bei einem so bedeutenden Schritt auf dem Wege seiner Gesundung als erste dabei zu sein, dann ist sie es. Er will warten, bis sie kommt.

Herrlicher, warmer Sonnenschein liegt über der Stadt, als sie, von ihm mit Ungeduld erwartet, sein Zimmer betritt. Er überrascht sie mit der Neuigkeit, daß er aufstehen darf, noch ehe sie sich richtig begrüßen. Sie läßt ihn spüren, wie glücklich sie über diese Nachricht ist. Sanft legt sie ihm die Hände auf die Schultern: »Damit wir nichts versäumen, steh schnell auf und laß uns hinausgehen.« Nachdem sie ihm in den Bademantel geholfen hat, verlassen sie gemeinsam den Raum.

Draußen auf dem Gang versucht er sogleich, ohne fremde Hilfe auszukommen. Nach einigen Schwierigkeiten mit dem Gleichgewicht kommt er gleich zu der Einsicht, daß seine Eingebung voreilig war.

Sie betreten die Dachterrasse, die sich in voller Länge vor dem obersten Stockwerk hinzieht. Er tritt an das Geländer. Für Minuten sind alle Zweifel vergessen. Heißhungrig erfassen seine Augen alles, was sie erreichen können. Das alles bedeutet ihm Leben! Dankbar greift er nach dem Arm seiner Frau. Sie versteht.

Mit der Feststellung, daß es für heute genug sei, führt sie ihn zu einem der Gartenstühle. Schweigend sitzen sie nebeneinander – was gibt es im Augenblick auch zu sagen. Er fühlt sich wie ein Kind, das zu Weihnachten das so innig gewünschte Geschenk erhalten hat.

Eine halbe Stunde sitzen sie in der wärmenden Sonne, da mahnt seine Frau zur Rückkehr in das Zimmer. Er folgt willig. Als er wieder im Bett liegt, fühlt er sich geschwächt, aber glücklich.

Die Zeit bleibt nicht stehen. Es gibt vieles, worüber die Scharners miteinander sprechen müssen. Da sind all die Vorgänge, die das Haus, den Garten und den Behördenverkehr betreffen. Freunde und Bekannte erkundigen sich nach seinem Ergehen und wollen wissen, wann sie einen Besuch machen können. Scharners Frau vereinbart Termine und sagt ihnen, worüber gesprochen werden darf; sie sorgt dafür, daß weniger beliebter Besuch fernbleibt.

In die Unterhaltungen mit seiner Frau drängen sich immer wieder seine Fragen nach der Zukunft. Dann verweist sie auf die Zeit nach der Entlassung aus der Klinik. Er gibt zu bedenken, daß es dann vielleicht zu spät sei. Er hat Angst, plötzlich vor vollendeten Tatsachen zu stehen.

»Was willst du denn?« bremst sie ihn. »Grundsätzlich können wir doch erst dann planen, wenn feststeht, was du aus deinem Leben machen darfst. Zunächst brauchen wir uns finanziell keine Sorgen zu machen. Später werden wir sehen.«

Damit beendet sie derartige Diskussionen. Mit einer solchen Feststellung ist er nicht ganz zufrieden. Er sieht aber ein, daß er sich zunächst abzufinden hat.

Anfang der zweiten Woche seines Krankenhausaufenthaltes besucht ihn die Sozialarbeiterin des Hauses. Sie unterrichtet ihn, daß, nach den Bestimmungen der Versicherungsträger LVA und BfA, die Patienten im Anschluß an die stationäre Behandlung zur Anschluß-Heilbehandlung in eine Rehabilitations-Klinik verlegt werden. Unter drei Kliniken, die ihm vorgeschlagen werden, entscheidet er sich für eine in Bad Salzuflen. Alles weitere erledigt das Krankenhaus.

Der September nähert sich dem Ende und immer noch sind die Tage voller Sonnenschein und Wärme. Da jeder Besuch sich an die von Scharners Frau erteilten Anweisungen hält, gibt es für ihn keinen Anlaß, sich mit sorgenvollen Überlegungen zu beschäftigen. Um so mehr tut er das, sobald er wieder alleine ist. Er ahnt, daß eine lange Zeit vergehen wird, bis er wieder seine Arbeit aufnehmen kann. Er fragt sich, mit welchem Entgegenkommen seines Arbeitgebers, mit dem ihn ein gutes Verhältnis verbindet, er rechnen kann. Auf viele dieser drängenden Fragen findet er keine oder nur unbefriedigende Antworten. Die Ärzte können zu diesem Zeitpunkt das körperliche Leistungsvermögen nicht sicher voraussagen, Angehörige und Freunde nur trösten und Hoffnungen nähren. Die lastende Ungewißheit darüber, was er von der Zukunft zu erwarten hat, bleibt. Auf seinem Lebensweg hat sich eine tiefe Kluft aufgetan, über die irgendwo eine Brücke führen muß; nur kann sie ihm niemand weisen.

Stets enden seine Überlegungen an dem Punkt, wo sich Zweifel und Hoffnungen, Befürchtungen und Gewißheiten treffen. Er bewegt sich in einer riesigen Leere, in der ihm nur ein Mensch Halt gibt – seine Frau. Nie in seinem Leben stand sie ihm näher als gerade jetzt.

Die letzte Visite. Noch einmal gibt ihm der Arzt Ratschläge und Verhaltensregeln mit für die nächste Zeit. Auf dem Gang verabschiedet er sich von den gerade anwesenden Schwestern, Pflegern und Ärzten. Anders als bei anderen Krankenhausaufenthalten, war zwischen ihnen und ihm ein fast freundschaftliches Verhältnis entstanden. Alle waren sich nähergekommen, und so war es nicht verwunderlich, daß sich ein wenig Wehmut in diesen Abschied schlich.

Seine Frau holt ihn ab. Ihr ist anzumerken, wie sehr sie sich über die Heimkehr ihres Mannes freut.

Das Wohnzimmer ist zum Empfang festlich geschmückt. Gemeinsam wandern sie durch den Garten. Er betrachtet alles mit einer Gründlichkeit, als seien während seiner Abwesenheit Jahre vergangen. All dies hat er in den vergangenen Tagen sehr vermißt, besonders aber seine Frau. Er zieht sie fest an sich.

»Nun setz dich erst einmal«, fürsorglich geleitet sie ihn zu einem Gartensessel. »In den nächsten Tagen wirst du noch genügend Zeit haben, dir alles anzuschauen.«

Später nehmen beide am gedeckten Tisch auf der Terrasse Platz. Nach langer Zeit essen sie wieder gemeinsam. Ihm erscheint alles etwas ungewohnt und unwirklich. Ein wenig fühlt er sich wie ein Fremder.

Am Abend läutet das Telefon. Tochter und Sohn rufen aus San Francisco an, wo beide sich zum Studium aufhalten. Von ihrer Mutter haben sie erfahren, daß er wieder zu Hause ist. Sie wären schon längst gekommen, wenn die Reise nicht eine Kostenfrage gewesen wäre. So freuen sie sich auf ein baldiges Wiedersehen und wünschen ihm alles Gute.

Tagsüber ist Scharner alleine und erwartet sehnlich seine Frau, die am späten Nachmittag von ihrer Tagesbeschäftigung zurückkehrt. Noch ehe diese Zeit gekommen ist, steht er bereits wartend am Fenster.

In diesen Tagen wünscht er sich keinen Besuch, er ist lieber alleine. Seine Frau hat ihm strikt verboten, auch nur die geringste Tätigkeit zu verrichten. Aber er bewegt sich viel im Garten, um nach wenigen Schritten zu erfahren, daß seiner körperlichen Leistung Grenzen gesetzt sind. Dann hat er einen Punkt erreicht, an dem er sich müde und erschöpft fühlt. Er ruht sich aus, bis er glaubt, genügend erholt zu sein, um weitere Schritte zu wagen.

≡ Kommentar

In diesem Kapitel wird geradezu klassisch und typisch geschildert, wie der Patient mit einem drohenden oder schon ausgebildeten akuten Infarkt diese lebensgefährliche Situation noch zu verleugnen sucht. Dazu haben sich natürlich die Ablenkungen des Schützenfestzuges gut geeignet.

Wir wissen heute, daß nicht nur bei jedem ersten, sondern auch bei einem zweiten oder dritten Infarkt nicht die Transportprobleme und die Transportzeit im Vordergrund stehen, um rechtzeitig auf eine Intensivstation zu kommen, sondern die sogenannte **Entscheidungszeit** des Patienten und seiner Angehörigen. Diese dürfte bei Herrn Scharner vom Auftreten der ersten Symptome an mehrere Stunden betragen haben. Die Initiative der Ehefrau war lebensrettend; denn wir wissen, daß fast die Hälfte aller tödlichen Komplikationen vor der Aufnahme im Akutkrankenhaus auftreten. Diese Entscheidungszeit hätte aber wesentlich verkürzt werden können, wenn ein Notarztwagen schon beim ersten Verdacht angerufen worden wäre.

Bei Herrn Scharner war das akute Infarktereignis ja nicht wie ein Blitz aus heiterem Himmel aufgetreten, sondern als eine instabile Angina pectoris, mit der man aufgrund der vorhergehenden Angina pectoris-Anfälle einmal rechnen mußte. Daher war nicht nur die Verständigung eines Arztes überhaupt angezeigt, wie sie beim Auftreten solcher Erscheinungen (Blitz aus heiterem Himmel) verständlich gewesen wäre, sondern gleich die Verständigung des Notarztwagens.

Verläßliche Statistiken in der Bundesrepublik Deutschland belegen, daß die sogenannte **Transportzeit** bei rechtzeitiger Verständigung kaum länger als 15–30 Minuten dauert, hingegen die gefährliche Entscheidungszeit wesentlich länger. Unter den außergewöhnlichen Bedingungen dieses Schützenfestes wäre wahrscheinlich der frühzeitige Transport mit dem Taxi in das Akutkrankenhaus eine vertretbare Lösung gewesen. Es kommt eben darauf an, daß keine Zeit verlorengeht und man lieber eine überflüssige Aufnahme im Krankenhaus riskiert als ein Zuspätkommen. Nach der Aufnahme auf der Intensivstation nimmt erfahrungsgemäß das Risiko einer tödlichen Komplikation mit jeder Stunde ab. Eine solche drohende Komplikation des Kammerflatterns oder Kammerflimmerns, die zum Sekundenherztod führen kann, wird relativ frühzeitig durch den EKG-Monitor über dem Bett angezeigt und kann dadurch verhindert werden.

Durch alle folgenden Kapitel dieses Buches zieht sich wie ein roter Faden die Initiative und Teilnahme der Lebenspartnerin von Herrn Scharner als wesentliche Hilfe. Es sei deshalb schon an dieser Stelle durch den ärztlichen Kommentator festgehalten, welche Belastungen die **Lebenspartner** des Koronarkranken durchzustehen haben, die sich übrigens sogar in der Krankheitsstatistik der Lebenspartner nachweisen lassen. Es gilt eben der Slogan – und den sollten auch die Betroffenen zur Kenntnis nehmen –: »Eine Krankheit – zwei Patienten!«

Das Anschlußheilverfahren – AHB

Die Aufforderung, sich in der Klinik in Bad Salzuflen einzufinden, trifft nach einer Woche ein. Seine Frau fährt ihn hin. Es ist ein grauer, diesiger Tag. Regenverhangener Himmel verhüllt die Sonne der letzten Tage. In Salzuflen haben sie sich mehrmals verfahren. Nun halten sie vor der AHB-Klinik, einem ausgedehnten Gebäudekomplex. Ohne Gepäck gehen sie hinein. Ein freundlicher Pförtner empfängt sie. Ihm legt Scharner seine Unterlagen vor. Der Mann in der Loge bittet um ein wenig Geduld; gleich wird ein Herr Wagner kommen und alles weitere übernehmen. Das währt keine fünf Minuten, da erscheint dieser. Er übernimmt es, das Gepäck aus dem Wagen zu holen, und führt die Scharners zur Station hinauf. Auf dem Gang angelangt, öffnet er die Türe zu einem Zimmer. Ein wenig enttäuscht schaut Scharner sich darin um: karge Einrichtung und nur mit dem Nötigsten ausgestattet.

»Wie eine Klosterzelle« – mit diesen Worten faßt er seinen ersten Eindruck zusammen.

Doch seine Frau beschwichtigt ihn. Sie zaubert aus ihrer Reisetasche eine Decke für den Tisch hervor, ein Gesteck mit Trockenblumen und ihr Foto in einem Rahmen, auf dessen Mitnahme er bestanden hatte.

Mit wenigen Handgriffen schafft sie es, dem Raum ein freundlicheres Aussehen zu verleihen. Sie möchte ihm noch beim Auspacken behilflich sein. Weil es stärker zu regnen begonnen hatte, sorgt er sich um ihre Heimreise und drängt zur Abfahrt. Gemeinsam gehen sie hinunter. Am Wagen angelangt, legt sie ihre Arme um seinen Nacken und blickt ihn zuversichtlich an: »Erhole dich hier – alles wird wieder gut werden.« Weitere Worte läßt die Befangenheit des Abschieds nicht aufkommen. Ihm ist zumute wie einem Hund, der vor die Tür gesetzt worden ist. Sie steigt ein. Noch ein Händedruck, ein zuversichtlicher Blick, dann fährt sie ab. Ein letztes Winken noch, bevor sie hinter der nächsten Straßenecke verschwindet.

Auf sein Zimmer zurückgekehrt, findet er die Nachricht vor, er möchte sich im Schwesternzimmer einfinden. Sofort macht er sich auf den Weg dorthin. Nach seinem Anklopfen öffnet sich die Türe. Ein schwarzer Wuschelkopf kommt zum Vorschein, auf dem, reichlich unsicher, eine Schwesternhaube balanciert. Sie stellt sich als Schwester Gisela vor. Ohne weiteres packt sie ihn am Ärmel und zieht ihn ins Zimmer. Ihre hellblauen Augen verschwinden hinter einer Riesenbrille. Mit munteren Reden erledigt sie die Aufnahmeformalitäten und erklärt die Einrichtungen und Gepflogenheiten des Hauses. Die Türe zum Nachbarraum hat sich geöffnet. Eine junge Frau im weißen Ärztemantel tritt ein. Ohne Umstände geht sie auf Scharner zu und hält ihm, ehe er sich vom Stuhl erheben kann, ihre Hand entgegen. Sie stellt sich als seine Ärztin vor. Ihr Name ist Weigang. Er ergreift die dargebotene Rechte und spürt einen kräftigen, vertrauenerweckenden Händedruck. Sie bittet ihn, wenn Schwester Gisela mit ihm fertig ist, in ihr Zimmer zu kommen, und verläßt den Raum.

Wenig später sitzt Scharner der Ärztin gegenüber. Obwohl sie noch keine 40 Jahre alt sein mag, ist ihr glattes, dunkles Haar bereits von grauen Strähnen durchzogen. Augen, so dunkelbraun, daß nicht zu erkennen ist, was in ihnen vorgeht, schauen Scharner prüfend und aufmerksam an. Gelassen und ruhig stellt sie Fragen nach seinen Lebensverhältnissen und seinem bisherigen gesundheitlichen Ergehen. Schließlich entläßt sie ihn mit dem Wunsch, daß er sich während seines Aufenthaltes hier wohlfühlen möge. Mit seinen Problemen, gleich welcher Art, könne er jederzeit zu ihr kommen. Hier, in diesem Hause, dürfe sich niemand mit dem herumquälen, was der Gesundheit schade.

Auf sein Zimmer zurückgekehrt, packt er den Koffer aus, und schon ertönt der Gong zum Abendessen.

An seinem Tisch sitzen eine Frau und zwei Männer, alle mittleren Alters, die mit ihm zusammen eingetroffen sind. Wie immer, wenn »Neue« sich zusammenfinden, tut man sich mit dem Beginn einer Unterhaltung schwer. Schweigend verzehren sie ihre Mahlzeit und gehen nach kurzem Gruß auseinander.

Nach dem Abendessen ruft er seine Frau an und ist beruhigt, daß ihre Rückfahrt gut verlaufen ist. Es gibt nicht viel zu berichten, und, nachdem sie vereinbart haben, daß er morgen um die gleiche Zeit anrufen wird, endet ihr Gespräch. Es ist noch nicht 10 Uhr, da ist Scharner fest eingeschlafen.

Die folgenden Tage vergehen mit Untersuchungen und medizinischen Anwendungen. In der Frühe beginnt der Tag mit Wassertreten durch abwechselnd warmes und kaltes Wasser. Die Ärztin hat Einzelgymnastik angeordnet und teilt ihn erst einer Gruppe zu, nachdem sie sicher ist, daß er stärker belastet werden kann.

Scharner befindet sich in einer Schwerpunkt-Klinik, die speziell für die Rehabilitation herzkranker Patienten eingerichtet ist. Zweckmäßigkeit bestimmt die Anordnung und Größe der Räume. Oasen von Pflanzen und Blumen und gemütliche Sitzecken sorgen für eine beruhigende Atmosphäre. Die hilfsbereite und anteilnehmende Aufgeschlossenheit aller Mitarbeiterinnen und Mitarbeiter der Klinik, bis hin zu den Ärztinnen und Ärzten, trägt dazu bei. Ein guter Geist von Lebensbejahung erfüllt das Haus, der jedem Patienten das Hineinleben in die Gemeinschaft leicht macht.

Scharner darf in den ersten drei Tagen die Klinik nicht verlassen. Am vierten Tag erteilt ihm die Ärztin dazu die Erlaubnis, zunächst jedoch, um kein Risiko einzugehen, nur in unmittelbarer Umgebung. Er verläßt die Klinik, um einige Schritte auf der Straße zu wagen. Kaum zu glauben, wie anstrengend diese sein können. Einmal um die Klinik herum, das genügt ihm. In den folgenden Tagen beginnt er, die Länge der Spaziergänge auszudehnen. Schwierigkeiten gibt es nur bei der Rückkehr, auf den letzten Metern vor dem Klinikeingang. Hier steigt der Gehweg leicht an. Im stillen verflucht er dieses Stückchen, weil es ihm deutlich und unerbittlich die Grenze seiner körperlichen Leistung vor Augen hält.

Die Ärztin hatte ihm geraten, bei kleinen Anzeichen von Beschwerden während der Spaziergänge die Anzahl der Schritte um die Hälfte zu verringern und das Tempo erst wieder zu steigern, wenn er beschwerdefrei sei. Er solle, auch wenn sich das wiederhole, nie aufgeben. Sie empfahl ihm in diesen Fällen die frühzeitige Einnahme von »Nitro«. Eine Goldene Regel, die er Zeit seines Lebens einhalten wird.

Ganz langsam beginnen sich die Spaziergänge auszudehnen. Er testet sich, registriert die Schrittzahlen und Zeiten zwischen Gehen und aufgezwungenen Pausen. Zögernd steigern sich die Werte und lassen Fortschritte erkennen. Das stimmt ihn glücklich und steigert sein Selbstvertrauen.

Er sagt das auch seiner Ärztin. Sie hört das gerne, doch dämpft sie seinen Optimismus und warnt ihn vor der Überschätzung seiner Kräfte. Die Gefahr eines Re-Infarktes sei noch nicht ganz überwunden. Ein Zuviel an körperlicher und seelischer Belastung könne einen solchen bewirken. Und das wollen weder er noch sie, oder?

Nein, das will er auf keinen Fall. Daher übt er ständige Selbstkontrolle, bis sie in sein Unterbewußtsein als Selbstverständlichkeit eingegangen ist. Er erfühlt sich einen »Belastungspunkt«, bei dem einsetzender Schmerz das Druckgefühl ablösen wird. Diesen Punkt stellt er sich als »gelbes Blinklicht« vor, das ihn warnt und ihm signalisiert: Belastung verringern! So hält er es in Zukunft und fährt gut damit. Die Maßnahmen der Klinik beschränken sich nicht nur auf medizinische, bewegungstherapeutische und balneologische Behandlungen; die Patienten werden auch mit Lebenshilfen bekannt gemacht, die geeignet sind, ihre Gesundheit und Leistungsfähigkeit wieder herzustellen. Das geschieht mit einem umfassenden Angebot von Film- und Lichtbildvorträgen, Seminaren, Kursen und Druckschriften, die Wissenswertes über die Krankheit, ihren Verlauf und die Möglichkeiten ihrer Heilung vermitteln.

Nach zwei Wochen wird Scharner von Frau Dr. Weigang unterrichtet, daß für ihn am folgenden Tag der Einschwemmkatheter, oder, wie Herzpatienten dazu auch sagen, der Kleine Katheter, vorgesehen ist. Diese Eröffnung trifft ihn nicht ganz unerwartet. Jedem, der hier in der Klinik als Herzpatient zur Rehabilitation weilt, ist bekannt, daß diese Untersuchung eines Tages bei ihm durchgeführt wird. Was erzählt man sich nicht alles darüber; von Nebenwirkungen, ja sogar von tödlichem Ausgang ist die Rede. Dr. Weigang erklärt den Ablauf der

Untersuchung und was man damit erfahren will. Sie verläuft problemlos. Einige Kardiologen führen sie bereits in ihrer Praxis durch. Die Methode beruht auf einem mutigen Selbstversuch Dr. Forssmanns in den dreißiger Jahren. Dafür erhielt er den Nobelpreis.

Nach örtlicher Betäubung im Bereich der Einstichstelle wird, durch eine Spezialkanüle, ein zweiläufiger, dünner Schlauch in die Armvene eingeführt. Er wird mit dem Blutstrom in den rechten Vorhof des Herzens und durch die linke Herzkammer in die Lungenschlagader eingeschwemmt. Das alles verläuft absolut schmerzlos. Meßgeräte registrieren den Druck und die Schwankungen im Blutkreislauf, zunächst im Zustand der Ruhe, dann unter Belastung. Wie bei einem Ergometer tritt der Patient Pedale, wobei der Tretwiderstand bis zu einem Grenzwert gesteigert wird. Wenn kritische Anzeichen es fordern, entscheidet sich der untersuchende Arzt für den Abbruch. Erhöhte Druckwerte sind vielfach Anzeichen einer beginnenden oder bereits akuten Herzerkrankung, ebenso unregelmäßige Herzfrequenzen. Nach dieser nie lange dauernden Untersuchung wird der Katheter schmerzlos gezogen.

Mit einem Druckverband auf der Einstichstelle kann der Patient in der Regel seiner Alltagsbeschäftigung wieder nachgehen. Diese Methode unterstützt wesentlich die Bestimmung der medikamentösen Behandlung und der körperlichen Belastbarkeit. Sie gibt Aufschluß darüber, ob weitere Spezialuntersuchungen angeraten sind.

Am anderen Morgen, Punkt 10 Uhr, sitzt Scharner auf der Bank vor dem Untersuchungsraum. An dessen Türe hängt ein Schild: NICHT EINTRETEN! UNTERSUCHUNG! Er hat ein Buch mitgebracht, legt es aber, nachdem er eine Weile darin unkontrolliert und nervös herumgeblättert hat, bald beiseite. Er gesteht sich ein, daß ihn Unruhe und Beklemmung erfüllt.

Eine halbe Stunde sitzt er so, mit widerstreitenden Gefühlen, da öffnet sich die Tür zum Untersuchungsraum, Frau Roth, MTA im Untersuchungsraum, fordert ihn auf hereinzukommen. Er befindet sich in einem hellen, luftigen Raum, dessen Inneneinrichtung nur aus Apparaten und Geräten zu bestehen scheint, deren Anblick in seiner Magengegend unangenehmes Kribbeln hervorruft.

Schwester Waltraud, er kennt sie bereits von anderen Untersuchungen her, fordert ihn auf, sich bis auf Badehose und Turnschuhe zu entkleiden. Sie deutet auf einen Stuhl, auf dem er seine Sachen ablegen kann. Nachdem er das getan hat, ruft ihn Frau Roth zu einer Liege, an deren Fußende sich ein Gestell mit einem Pedalrad befindet. Das Kopfende bildet eine Wand von Geräten. Er wird gebeten, sich auf dem Rand der Liege niederzulassen. Schwester Waltraud drückt eine weiße Paste aus einer Tube und reibt damit sein linkes Ohrläppchen ein. Es wird ein wenig brennen; er darf aber nicht hinfassen. Später werden dieser Stelle Blutproben entnommen, um sie sofort in einem Spezialgerät zu untersuchen.

Flink wird er, um die Blutumlaufmenge messen zu können, mit Stanniolstreifen umwickelt. Elektroden werden an seiner Brust befestigt und die Verbindung zum Aufzeichnungsgerät hergestellt. Frau Roth hilft beim Befestigen der Füße in den Pedalen.

Währenddessen ist Dr. Fendel, ein Oberarzt der Klinik, eingetreten. Er wird die Untersuchung durchführen. Er begrüßt Schwester Waltraud und Frau Roth, wechselt einige Worte mit ihnen und steht nun neben Scharner, um auch ihn zu begrüßen. Inzwischen hat man an seinem Arm eine Manschette befestigt, an deren wiederholtem Aufpumpen er feststellen kann, daß mit der Messung des Blutdrucks begonnen wird.

Dr. Fendel war an den Schreibtisch getreten, hatte in Unterlagen geblättert und geht nun zum Waschbecken, um sich die Hände zu waschen. Danach hilft Schwester Waltraud ihm in einen grünen, sterilen Kittel und reicht ihm die Gummihandschuhe. Er streift sie über und läßt sich eine Kappe über die Haare stülpen.

Diese Vorbereitungen rufen bei Scharner Zweifel hervor. Sie wecken in ihm einen unangenehmen Eindruck, wie vor einer schweren Operation zu stehen.

Dr. Fendel muß Scharners Gedanken erraten haben: »Sieht schlimm aus?« fragt er lächelnd. Scharner zuckt die Achseln. Er weiß ja nicht, was man mit ihm vorhat.

Inzwischen hat man Dr. Fendel ein zusammengefaltetes grünes Tuch gereicht. Er entfaltet es und deckt damit Scharners Oberkörper ab. Ein Schlitz läßt eine Stelle in der Armbeuge frei; sie wird mit Spray vereist.

Dr. Fendel bittet Schwester Waltraud um eine Kanüle, die er nach kurzer Suche an einer geeigneten Stelle in Scharners Armvene einführt. In einer geschlossenen Plastiktüte läßt er sich den Katheter geben. Beim Aufreißen quillt ein dünner Schlauch heraus.

»Pedale treten!« ordnet er an. Scharner beginnt, immer darauf achtend, daß die Nadel auf der Skala zwischen den roten Markierungen pendelt. Dr. Fendel führt den Katheter in die Kanüle ein. Unter ständigem Hin- und Herschieben dringt dieser, dem Lauf der Vene folgend, zum Herzen vor. Scharner spürt nichts.

Der Katheter läuft gut. Dr. Fendel ist zufrieden. Nach einem Blick auf die Geräte über Scharners Kopf stellt er fest, daß der Katheter an der richtigen Stelle angelangt ist. Daher weist er Schwester Waltraud an, 25 Watt zuzulegen. Sofort spürt Scharner, daß er stärker treten muß. Durch den Katheter wird Blut abgezogen. Schwester Waltraud untersucht es gleich und ruft dem Arzt Zahlenwerte zu. Das wiederholt sich laufend; ebenso die Entnahme von Blutproben aus dem Ohrläppchen und das Messen des Blutdrucks.

Etwa eine Viertelstunde ist nach Einführung des Katheters vergangen. Dr. Fendel meint, daß genug Zahlenwerte vorliegen, will aber, wenn er schon katheterisiert, noch in Erfahrung bringen, was bei Belastung geschieht. Während Scharner die Pedale weiter tritt, stellt der Arzt ihm Fragen, die er, so gut er kann, beantworten soll. Damit wird eine Streßsituation simuliert, wie sie in etwa im Berufsleben eintreten kann. So wird Scharner nach wöchentlichen und monatlich erscheinenden Zeitschriften gefragt, dem höchsten Berg Afrikas, Deutschlands...

Nach einem Blick auf die Anzeigen der Geräte entschließt sich Dr. Fendel zum sofortigen Abbruch der Untersuchung. Er zieht den Katheter aus der Kanüle, und wiederum verspürt Scharner nichts.

Er kann das Treten der Pedale einstellen und wird von Tüchern, Kabeln, Elektroden und den Stanniolstreifen befreit.

Ein Blick auf die Wanduhr sagt ihm, daß die Untersuchung etwas mehr als eine halbe Stunde gedauert hat. Nachdem er auch von den Pedalen befreit ist, darf er sich wieder anziehen. Anschließend läßt er sich auf dem Stuhl nieder. »Halb so schlimm!« gesteht er sich ein. Den Ablauf der Untersuchung hat er nicht einmal als unangenehm empfunden, einzig geblieben ist gespannte Erwartung auf ihr Ergebnis.

Dr. Fendel studiert am Schreibtisch die vor ihm liegenden Aufzeichnungen und wertet sie aus. Schwester Waltraud und Frau Roth räumen auf. Scharners Geduld wird auf eine lange Probe gestellt. Seine Erwartung und Spannung wächst mit jedem Augenblick. Dr. Fendel studiert immer noch die Aufzeichnungen. Als er sich nach einer Zeit, die Scharner wie eine Ewigkeit erscheint, zu ihm umwendet, hängen seine Augen gebannt an den Lippen des Arztes.

Dr. Fendel beginnt, ihm das Ergebnis der vergangenen Untersuchung mitzuteilen. Mit dem Untersuchungsablauf sei er zufrieden und die erbrachten Werte seien aussagekräftig. Eigentlich habe er vorgehabt, die Untersuchung noch vor der simulierten Streßbelastung abzubrechen, doch dann empfahl es sich weiterzumachen. Das Ergebnis seien nun eindeutige, umfassende und exakte Werte, die eine grundlegende Beurteilung des Gesundheitszustandes erlaubten. Daraus wiederum ergäben sich Hinweise und Empfehlungen zur Weiterbehandlung.

Dann bricht Dr. Fendel ab und schaut den vor ihm sitzenden Scharner an, als überlege er. Dieser fragt sich beunruhigt nach dem Grund dieses Zögerns. Nervöse Gereiztheit steigt in ihm auf. Ohne etwas zu sagen, blättert Dr. Fendel in den Aufzeichnungen. Scharners Unruhe steigert sich.

»Ich sagte es schon«, setzt Dr. Fendel nun fort und hebt die Blätter hoch, »das hier sind zuverlässige Aussagen. Leider muß ich dazu sagen ...« – Scharner stockt der Atem – »der Schaden, den der Infarkt hinterlassen hat, ist größer als angenommen.« Aus der Ferne

hört Scharner den Arzt weiter reden: »Um Art und Umfang herauszufinden, wird eine weitere Untersuchung erforderlich sein, eine Koronarangiographie. In unserem Bericht an Ihren Arzt werden wir eindringlich darauf hinweisen. Reden Sie mit ihm sofort nach der Rückkehr. Je
früher – desto besser, die Wartezeiten für diese Untersuchung sind
lang, sie betragen bis zu einem Jahr.«

Dr. Fendel legt eine Pause ein. Scharner ahnt, daß er noch
nicht zu Ende ist. Der Arzt spricht auch schon weiter: »Die bisherige
Behandlung mit Medikamenten soll fortgeführt werden. Allzugroße
körperliche Belastungen sind zu vermeiden – zunächst jedenfalls. Jedes
kleine Zuviel kann Folgen haben – sogar tödliche. Das heißt nicht, daß
Sie auf alles verzichten müssen. Spaziergänge bei jedem Wetter bieten
viel Gelegenheit zur Einleitung des Gesundungsprozesses.

In den nächsten Tagen wird man prüfen, ab wann das Schwimmen und Radfahren erlaubt werden kann. Das erfahren Sie von Frau
Dr. Weigang. An Ihrem Wohnort erkundigen Sie sich nach einer ambulanten Herzgruppe. Erfahrene Übungsleiter helfen Herzpatienten,
unter ärztlicher Aufsicht, mit ärztlich verordneten und dosierten Ent-
spannungs- und Bewegungsübungen die Folgen ihrer Krankheit auszu-
gleichen und einer Verschlechterung vorzubeugen. In der Gemeinschaft
Mitbetroffener finden sie zum Selbstvertrauen zurück. Die Rückkehr in
den Alltag wird erleichtert.«

Dr. Fendel hält wiederum inne, verschränkt die Arme vor der
Brust und läßt seinen Blick hinauswandern in den Garten, in dessen
hohen Pappelbäumen Spatzen lärmend herumzanken.

Zögernd hört Scharner ihn sagen: »Aus Ihrer Krankengeschichte kenne ich Ihren Beruf und kann mir eine Vorstellung davon
machen, welche Pflichten, wieviel Verantwortung für Entscheidung
und Aufgabenerledigung er Ihnen abverlangt.

Das kann Ihrem kranken Herzen nicht mehr zugemutet werden. Wollen Sie weiterleben, dann sollten Sie sich jetzt schon mit dem
Gedanken vertraut machen, den Beruf aufzugeben ...«

Scharner sitzt bewegungslos da. Er kann nicht fassen, was der Arzt soeben sagte. Das kann nicht möglich sein! Der Arzt hat sich geirrt – er muß mich noch einmal untersuchen ...

Tausende Gedanken rasen durch sein Hirn, ohne daß er einen einzigen klar ergreifen kann. In seinem Kopf beginnt es zu schmerzen, in seinen Ohren zu rauschen. Er nimmt nicht wahr, daß Dr. Fendel zum Fenster getreten ist und hinausschaut. Von einem Wirbelsturm innerer Empfindungen erfaßt, fühlt er sich vernichtet – zugrundegerichtet – leer – ausgebrannt. Die Hände vor das Gesicht geschlagen, sitzt er auf der Kante des Stuhles. Er will aufspringen und davonlaufen, er will nicht mehr sein! Dr. Fendel hat sich vom Fenster abgewandt und kehrt zu Scharner zurück. Der bemerkt den Arzt erst, als er ihm die Hände auf die Schulter legt: »Ich mußte Ihnen das so sagen«, leise, bittend fast, redet er auf Scharner ein. »Glauben Sie mir, uns Ärzten fällt es nicht immer leicht, die Wahrheit sagen zu müssen. Was aber würde es nützen und vor allem wem, hielten wir damit zurück. Seien Sie sich dessen bewußt: Sie leben, leben! – und haben ein Recht darauf. Finden Sie heraus, wie Sie mit Ihrem Zustand am besten fertig werden, dann haben Sie vom Leben noch vieles zu erwarten. Fassen Sie den festen Willen, ein neues Leben zu beginnen, an dessen Anfang Sie gerade stehen.«

Vergeblich versucht Dr. Fendel Scharners Blick zu fassen, doch der starrt beharrlich zu Boden. Er ist müde, will nur noch eines: Weg von hier, weg von allem!

Noch ein leichter, ermutigender Druck der Hände und der Arzt gibt Scharner frei. Dr. Fendel nickt Schwester Waltraud kurz zu und sagt ihr, daß sie Scharner nun auf die Station bringen kann. Sie unterbricht ihre Tätigkeit und geht zu Scharner. Sanft schiebt sie ihren Arm unter seine Achsel und zieht ihn behutsam empor: »Wollen wir?« Willenlos läßt er sich hinausführen, grußlos und ohne sich umzu- wenden.

Sinnend bleibt Dr. Fendel zurück. Vielen hatte er, in allen Jahren seiner Tätigkeit in diesem Hause, die Wahrheit mitteilen müs- sen, wie soeben Scharner; ihnen klarmachen müssen, daß sie am

Anfang ungezählter, zermürbender Ungewißheiten und Ungeklärthei-
ten stehen. Das war ihm nie leichtgefallen, doch gab er immer einer der
Wahrheit entsprechenden Aufklärung den Vorzug. »Aufklärungs-
schock« nannte er seine Methode. Nach seinem Dafürhalten bewirkt sie
beim Patienten eine sofortige Reaktion, die alle seine inneren Kräfte
mobilisiert. Ließe man ihn hingegen im unklaren oder würde ihn nur
zögernd und möglichst schonend auf das Unabänderliche vorbereiten,
würde der Wille zur Reaktivierung viel an substantieller Energie verlieren. Noch schädlicher wären vage Andeutungen und Anspielungen.

Jedesmal wenn er sich mit einem solchen Fall beschäftigen
muß, versucht er sich vorzustellen, was in einem Menschen vorgehen
mag, der, urplötzlich, vor eine nicht mehr zu ändernde Tatsache gestellt
wird.

Das muß diesem wie ein Todesurteil erscheinen. Dr. Fendel
liebt seinen Beruf, ist Arzt mit Leib und Seele, stets aber erfüllen ihn
körperliche und seelische Unzufriedenheit, wenn seine Worte Niedergeschlagenheit und Mutlosigkeit hinterlassen.

Scharner ist wieder auf seinem Zimmer. Mechanisch entledigt
er sich seiner Schuhe und legt sich angezogen aufs Bett. – – – Aus! – – –
Aus! So hämmert es unentwegt in seinem Hirn. Er richtet sich auf und
betrachtet das Bild seiner Frau auf dem Nachtschrank. Wie soll er es
ihr beibringen? Er brütet dumpf vor sich hin. Er hatte sich mit seiner
Frau doch noch so viel vorgenommen. Was wird damit, wenn er nichts
mehr verdient? Existenzangst überfällt ihn, die Angst vor der Zukunft.
Fragend schaut er das Bild seiner Frau an, als erwarte er von ihr eine
Antwort. Doch aus ihren Augen strahlen Gelassenheit und Zuversicht.
Aufmunternd lächelt sie ihn an: »Was machst du dir Sorgen um das,
was kommt? Du hast mich, wir haben uns und haben schon Schwereres
überstanden.«

Er hatte sich vorgenommen, ihr alles zu sagen, wenn sie am
Abend miteinander telefonieren. Als es soweit ist, fehlt ihm der Mut. Sie
aber möchte wissen, wie die Untersuchung abgelaufen ist. Er kann sich
gerade zu einem »gut« aufraffen. Sie wechseln einige Belanglosigkeiten
und verabschieden sich. Ein Knacken in der Leitung, und das Gespräch
ist beendet.

Benommen fast, geplagt vom schlechten Gewissen, geht er zur Klinik zurück. Er hätte es ihr doch sagen sollen. Er ist im Zweifel, alles richtig gemacht zu haben. Wen aber kann er denn fragen? Er ist gereizt.

Wenige Tage später wird im Schwimmbecken des Hauses, unter Aufsicht von Frau Dr. Weigang, die Telemetrie durchgeführt: ein drahtloses, während des Aufenthaltes im Wasser durchgeführtes EKG. Einfachheitshalber nennt man es »Schwimm-EKG«. Nach dessen Auswertung wird ihm das Schwimmen erlaubt. Auch die Erlaubnis zum Radfahren trägt viel zur Steigerung seines Selbstbewußtseins bei. Und mit noch einer Neuigkeit überrascht ihn seine Ärztin einige Tage später: nun darf er auch kegeln! Dies erzählt er am Abend seiner Frau. Aber wieder bringt er den Mut nicht auf, ihr das Wichtigste mitzuteilen.

Am Schwarzen Brett informiert ein Aushang über eine Langzeitstudie, die die BfA in dieser Klinik durchführen will. Mit Hilfe dieser hofft man, bisher noch unbekannten Ursachen für Herzerkrankungen auf die Spur zu kommen. Das erfolgt über einen Zeitraum von drei Jahren hinweg, ambulante Untersuchungen, die in dieser Klinik durchgeführt werden. Nach einigem Nachdenken entschließt Scharner sich, daran teilzunehmen. Am Abend unterrichtet er seine Frau von seiner Absicht. Sie stimmt ihm voll bei, denn auch sie ist der Ansicht, daß er somit seinen Beitrag leisten kann, um ein Vorhaben zu unterstützen, das zu neuen Erkenntnissen für eine erfolgreiche Vorbeugung und Behandlung von Herzkrankheiten führt.

Längst haben sich Scharners anfänglich kurze und dann längere Spaziergänge zu kleinen Wanderungen in die nähere Umgebung ausgedehnt. Er nimmt sich vor, jede nur verfügbare Zeit zu nutzen, um sein Leistungsvermögen zu testen und herauszufinden, wo dessen oberste Grenze liegt. Das gelingt ihm sehr bald. Stets versucht er, diese zu erweitern. Nie fordert er ein »Zuviel« heraus. Sein inneres Gefühl, das »gelbe Blinklicht«, warnt ihn. Bei seinen Wanderungen hat er viel Zeit, um selbstkritisch Bilanz zu ziehen und sich Fragen vorzulegen, ob er in seinem Leben alles richtig gemacht habe. Gewiß hätte diese oder jene Entscheidung oder Handlung anders ausfallen können, aber hätte das sein Leben verändert?

Der Tag seiner Abreise ist gekommen. Der Abschied von Frau
Dr. Weigang hinterläßt einen tiefen Eindruck. Sechs Wochen lang hat
sie sich nicht nur um die Verbesserung seines Gesundheitszustandes
bemüht, sondern auch viel zu seiner seelischen Aufrüstung beigetragen. Der Abschied von den Schwestern und medizinischen Mitarbeitern
fällt wesentlich burschikoser aus, obwohl ihr Anteil an seiner Genesung
kein geringerer ist. Am frühen Nachmittag kommt er auf dem Bahnhof
seiner Stadt an. Seine Frau holt ihn ab. Lange hält er sie in seinen
Armen. Er weiß, daß er ihr viel zu verdanken hat.

Kommentar

Über 80% aller sozialversicherten Infarktpatienten wird heute
in der Bundesrepublik Deutschland eine stationäre Frührehabilitation als sogenanntes **Anschlußheilverfahren** angeboten. Warum genügt es nicht, daß nach dem Aufenthalt im
Akutkrankenhaus der Patient endlich in Ruhe gelassen wird
und sich zu Hause allmählich erholt? In einzelnen Fällen, vor
allem wenn eine besonders intensive individuelle, umfassende
Betreuung durch den Hausarzt gegeben ist, mag das genügen.
Im allgemeinen ist es aber von Vorteil, wenn der Patient mit
all seinen oft versteckten Ängsten und Unsicherheiten über die
künftige Lebensgestaltung nicht allein gelassen wird. In der
Rehabilitationsklinik soll er unter möglichst alltagsnahen
Bedingungen seine Möglichkeiten und Grenzen und jene
Lebensweise kennen- und anerkennen lernen, die er dann für
sein weiteres Leben so angstfrei wie möglich beibehalten kann.
Unter alltagsnahen Bedingungen, wie sie auch Herr Scharner
in der Rehabilitationsklinik erlebt hat, lernt er durch die tägliche körperliche Aktivität unter Aufsicht von Erfahrenen seine
Grenzen erweitern, in den Gruppengesprächen werden die
Stichworte genannt und diskutiert, die es ihm erlauben, bessere Entscheidungen für seine Zukunft zu treffen und durch die
Verlaufsbeobachtung und Funktionsdiagnostik (dazu gehört
neben der Fahrrad-Ergometrie eben auch der genannte Einschwemmkatheter) ist die therapeutische Planung sowohl
medikamentös und diätetisch als auch unter Umständen ope-
rativ wesentlich erleichtert.

Auf Seite 38 dieses Buches ist der Ratschlag: »Nehmen Sie Nitro!« so nebenbei erwähnt. Von ärztlicher Seite scheint es mir wichtig, daß Ihre Aufmerksamkeit besonders auf diesen Bereich der Medikamenteneinnahme gelenkt wird. Viele Patienten meinen, sie müßten durch ihre Brustschmerzen tapfer hindurchgehen, und es sei ein Anlaß, stolz zu sein, wenn man möglichst wenig Medikamente einnimmt. Die Entlastung der Herzarbeit durch Nitropräparate, sei es als Spray, als Tabletten oder als Salbe und Pflaster, sollte viel häufiger vom Patienten mit Angina pectoris verwendet werden, als es im allgemeinen geschieht, und zwar nicht erst, wenn die Beschwerden auftreten, sondern schon **vor** allen Situationen, bei denen es erfahrungsgemäß zur Angina pectoris kommt. Wenn es, auch auf Seite 38, einmal heißt, daß sich Herr Scharner einen Belastungspunkt erfühlte, bei dem die Möglichkeit bestand, daß der Schmerzbeginn das Druckgefühl ablösen würde, so muß der kommentierende Arzt hier skeptisch einwenden, daß möglicherweise schon das Druckgefühl als »**gelbes Blinklicht**« aufzufassen ist.

Das Untersuchungsverfahren des **Einschwemmkatheters** ist risikolos. Ich weiß von keiner Mitteilung einer tödlichen Komplikation. Es werden damit die Druckwerte in der Lungenstrombahn gemessen, deren Erhöhung vielfach das erste Zeichen für eine beginnende Herzschwäche ist, wenn die übrigen Untersuchungsbefunde noch unauffällig sind. Pumpschwächen des Herzens, die mit keiner anderen Methode im Frühstadium erkannt werden können, werden so nachgewiesen oder ausgeschlossen. Dadurch können die Wirksamkeit der medikamentösen Behandlung und die körperliche Belastbarkeit genauer beurteilt werden.

Worum geht es bei der **Schwimmtelemetrie**? Heute ist es möglich, auch im Wasser ein Elektrokardiogramm während des Schwimmens und anderer Aktivitäten abzunehmen und drahtlos auf ein Gerät, das sogar außerhalb der Schwimmhalle stehen kann, zu übertragen. Dadurch können Rhythmusstörungen und andere Reaktionen des Organismus unter den

Bedingungen des Schwimmens besser diagnostiziert werden. Schwimmen ist eine sehr beliebte körperliche Aktivität und kann nach entsprechenden Untersuchungen den meisten Patienten erlaubt werden.

Zum Thema »**stationäre Frührehabilitation**« und »**ambulante Spätrehabilitation in Herzgruppen**«, die ich am liebsten definiere als: »Leben lernen mit einer chronischen Krankheit« sollen noch die fünf Ziele jeder kardiologischen Rehabilitation genannt werden, wie sie der amerikanische Kardiologe **Eliot** aufgestellt hat:

- Annahme der Krankheit,
- jenes Wissen von der Krankheit, das es dem Patienten erlaubt, bessere Entscheidungen für seine Zukunft zu treffen,
- mitmenschliche seelische Unterstützung,
- Therapietreue und Verhaltensdisziplin,
- bestmögliches Niveau aller körperlichen und nervösen seelischen Funktionen,

Ein anspruchsvolles Programm, das meines Erachtens nur in einer echten Partnerschaft mit dem Patienten von einem interdisziplinären, d. h. viele Fachkräfte umfassenden therapeutischen Team in einer spezialisierten Rehabilitationsklinik geleistet werden kann.

Die Wartezeit
bis zur Koronarangiographie

Scharner braucht lange, um in die Vertrautheit seiner alten Welt zurückzufinden. Er fragt sich, was anders geworden ist. Oder ist er ein anderer geworden? Seine Frau bemüht sich unauffällig, ihm sein Zuhause zurückzugewinnen. Sorgsam hält sie alles von ihm fern, was ihn aufregen, verunsichern oder beunruhigen könnte: anstrengende Besuche, unvermittelt auftretende Beanspruchungen.

In aller Stille trifft sie die Vorbereitungen für das Weihnachtsfest. Sie verbringen es bei nachdenklicher Besinnung. Ohne daß sie viel miteinander reden, errät einer des anderen Gedanken. Das Wissen, Bedrohliches überstanden zu haben, läßt beide dankbar aufatmen, doch dämpft die Ungewißheit über das, was ihnen noch bevorsteht, ihre Stimmung. Eines aber dringt in diesen Tagen besonders stark in ihr Bewußtsein: aufeinander angewiesen zu sein und zueinander zu gehören.

Den Jahreswechsel erleben sie alleine in ihrem Haus. Während um Mitternacht bunter Funkenregen den Nachthimmel erhellt und der Lärm berstenden Feuerwerks in ihren Ohren dröhnt, verfolgen sie dieses Spektakel von der Terrasse aus. Sie legt ihre Arme um seinen Nacken: »Ich wünsche dir ein glückliches neues Jahr ...!«

In der ersten Januarwoche sucht er seinen Hausarzt auf. Diesem liegt der Bericht der Klinik vor. Er überfliegt ihn kurz. Mit keinem Wort erwähnt er die Empfehlung zur Durchführung der Koronarangiographie. Scharner muß annehmen, daß der Arzt sie übersehen hat, und glaubt, ihn besonders darauf hinweisen zu müssen. Etwas wie Ärger liegt im Ton des Arztes, als er antwortet, daß sie sich ja schon einmal darüber unterhalten hätten. Scharner kenne seine Meinung, daß von dieser Untersuchung nicht viel zu erwarten sei. Damit ist für ihn die Angelegenheit erledigt. Er kommt auch in den folgenden Wochen nicht mehr darauf zurück. Scharner sieht den Termin für die Heilbehandlung in der Klinik herannahen. Er kennt die Wartezeiten für diese Untersuchung und beschließt, selber etwas zu unternehmen, damit sie rechtzeitig durchgeführt wird. Noch einmal bringt er sie bei seinem Hausarzt zur Sprache. Warum er sich denn überhaupt untersuchen lassen wolle, fragt dieser. Es gehe ihm doch gut.

Scharner überlegt ratlos, was er nun machen soll. Sein Arzt ist zuständig dafür, die Untersuchung zu veranlassen. Wie aber soll er reagieren, wenn dieser das nicht tut? Zunächst wendet er sich ratsuchend an die Ärzte der Reha-Klinik. Er schildert seine Situation und möchte wissen, ob es in seinem Falle angeraten scheint, einen anderen Arzt hinzuzuziehen. Das sei nicht die beste Lösung, erhält er als Antwort, nur die letzte Konsequenz. Er soll seinen Hausarzt noch einmal ansprechen, denn schließlich ist er sein Berater und sollte es auch bleiben. Der nochmalige Versuch endet ebenso erfolglos wie der vorangegangene.

Scharner überfällt ein schlechtes Gewissen, wenn er daran denkt, sich zur Wiederholungsmaßnahme in der Reha-Klinik einzufinden, ohne etwas vorweisen zu können. Er wagt einen letzten Anlauf, um herauszufinden, welche anderen Wege er gehen muß, um doch noch mit einem Untersuchungsergebnis aufwarten zu können. Ohne seinen Hausarzt zu unterrichten, sucht er die Kardiologische Abteilung der Uni-Klinik im nahen Düsseldorf auf. Es war ihm nun gleichgültig, wie sein Hausarzt sein eigenmächtiges Handeln aufnehmen würde. Auf einem überfüllten Flur gelingt es ihm, einen jungen Arzt anzusprechen. Von diesem erfährt er alles über diese Untersuchung, allerdings ist Voraussetzung, daß eine Überweisung seines Arztes vorliegt. Mit dieser Auskunft ist Scharner genau so klug wie zuvor. Niedergeschlagen kehrt er nach Hause zurück.

Vorwiegend beschäftigt er sich mit körperlicher Ertüchtigung. Tägliche, ausgedehnte Spaziergänge und Radfahrten gehören zu seinem Bewegungsprogramm, von dessen Durchführung er sich nicht abbringen läßt, auch bei schlechtem Wetter nicht. Gelegentlich sieht man ihn auch an der Übungswand seines Tennis-Vereins. Bei aller Betriebsamkeit achtet er stets auf sein inneres Warnzeichen: das »gelbe Blinklicht«. Vor zu erwartenden körperlichen Anstrengungen greift er zu Nitro, um gar nicht erst ein Druckgefühl oder Schmerz aufkommen zu lassen. Wiederholt macht er auch jetzt die Erfahrung mit der »Durchgeh-Phase«.

Mehr und mehr macht er sich auch im Haushalt nützlich. Gelegenheiten dazu bieten sich viele. Seine Frau, die tagsüber einer beruflichen Tätigkeit nachgeht, wird nun von Alltäglichkeiten entlastet. Anfänglich war es ungewohnt, und er tat sich schwer dabei. Nachdem seine Frau mit Lob über Vollbrachtes nicht sparte, auch wenn es einmal nicht so richtig gelungen war, wurde ihm vieles zur Selbstverständlichkeit.

Anfang 1978 fühlt er sich in so guter körperlicher Verfassung, daß er glaubt, mit seiner Frau nach Südtirol zum Skilaufen fahren zu können. Beide sind geübte Skiläufer, nicht solche, die die Pisten herunterrasen, sondern das schwerelose Hinabgleiten über weite, weiße Hänge lieben. Diese Tage im Schnee verbringt Scharner in heiterer und beschwingter Lebensfreude, doch kann sie ihn nicht zum Übermut und zur Unvorsichtigkeit verleiten. Er hält haus mit seinen Kräften. Mit ihm wacht darüber seine Frau. An unübersichtlichen Stellen fährt sie vor und erkundet die günstigste Spur. Erst wenn sie glaubt, diese gefunden zu haben, fährt sie weiter. Diese Erlebnisse festigen sein Selbstvertrauen und stärken den Glauben an eine gute Zukunft.

Es ist selbstverständlich, daß sich sein Hauptaugenmerk auch auf die Einhaltung einer herzgesunden Ernährungsweise richtet. Er selbst kann mit den sicher gut gemeinten Ratschlägen der Ernährungsberatung in der Klinik nicht umgehen, wohl aber seine Frau, unterstützt durch gedruckte Informationen. Schnell erkennt sie die wichtigsten Ernährungsgrundsätze. Aus geeigneten Nahrungsmitteln bereitet sie nun Speisen und Gerichte nach eigenen Rezepten, die nicht nur seinem Geschmack entsprechen und Lob und Anerkennung finden, sondern auch das der Gäste, die gelegentlich bei Scharners speisen. So bleibt nicht aus, daß ihre Küche, nachdem man sich von ihr über die beste Zubereitung beraten ließ, auch Eingang in andere Familien findet. Viele fragen sich dann, warum sie nicht schon früher statt Salz Gewürze und Kräuter verwendet, warum sie zu viel und zu fett gegessen und zu Nahrungsmitteln mit hohem Cholesteringehalt gegriffen haben.

Obwohl man meinen könnte, Scharners Tag sei ausgefüllt, glaubt er immer noch, zuviel Zeit mit Nichtstun zu verbringen. Das ärgert ihn. Eines Tages entdecken er und seine Frau in einer Zeitschrift eine Anzeige, mit der eine Firma Material zum Selberknüpfen von Teppichen anbietet. Zwar empfindet er eine solche Beschäftigung als eine einem Manne nicht geziemende Tätigkeit, doch unter dem Druck gelegentlicher Langeweile denkt er, daß ein Versuch nicht schaden könne. Sie bestellen zunächst das Material für eine kleine Matte. Das Ergebnis läßt sich vorzeigen, und so wird gleich die Bestellung für eine größere aufgegeben. Ein kleiner Teppich folgt, ein größerer ... und so fort. Mit jedem selbstgefertigten Stück steigert sich, mit Hilfe weiterer positiver Ergebnisse, sein Leistungsvermögen und Selbstvertrauen. Als ein besonders großes Exemplar das Wohnzimmer ziert, neckt ihn seine Frau, daß, wenn er so weitermache, ein Anbau fällig sei.

Eine bange Frage belastet ihn noch all die Monate: Wann wird er wieder arbeiten können? Die Art der Arbeit wäre ihm gleichgültig. Die Hoffnung auf die Durchführung der Koronarangiographie hat er aufgegeben, aber ihm ist klar, daß über diese Frage nur ein Untersuchungsergebnis entscheiden kann. Er ist mit dem ihm unerklärlichen Verhalten seines Hausarztes unzufrieden. Er fühlt sich von ihm auf ein Abstellgleis geschoben.

Ein Jahr ist vergangen. Scharner hat sich zur Wiederholungsmaßnahme in der Reha-Klinik eingefunden. Wieder vergehen Wochen, bestimmt vom Tagesablauf in der Klinik. Frau Dr. Weigang ist wieder seine Stationsärztin. Sie kündigt ihm in der zweiten Woche die Wiederholung des Einschwemmkatheters an. Diese Mal trägt er es mit Fassung; den Gedanken, zum Zahnarzt gehen zu müssen, empfindet er als unangenehmer. Sie selbst wird die Untersuchung durchführen.

Am nächsten Tag wartet er wieder vor dem Untersuchungszimmer, keineswegs beunruhigt. Was ihn mit Spannung erfüllt, ist einzig die Ungewißheit über das Ergebnis dieser Untersuchung. Im stillen hofft er, daß es günstig ausfällt.

Im Untersuchungsraum empfängt ihn Frau Dr. Weigang. Schwester Waltraud und Frau Roth begrüßen ihn wie einen alten Bekannten und bereiten ihn für die Untersuchung vor. Diese läuft in gleicher Weise wie die letzte ab. Frau Dr. Weigang kann zufrieden sein.

Wieder angezogen, wartet Scharner auf das, was ihm die Ärztin zu sagen hat. Ein Hoffnungsschimmer regt sich in ihm – ein ganz kleiner.

Sie hat die Auswertung beendet und beginnt sofort, das Ergebnis mitzuteilen. Gegenüber der letzten Untersuchung haben sich leichte Veränderungen ergeben. »Also doch!« denkt Scharner. Sogleich wird er wieder auf den Boden der Tatsachen zurückgeholt. Zwar hat sich das Blutumlaufvolumen um ein Geringes vergrößert und die Leistungsfähigkeit des Herzmuskels verbessert, was aber die Wiederaufnahme des Berufes betrifft, bleibt es bei der Entscheidung von Dr. Fendel vor einem Jahr. Sie diagnostiziert weiterhin Arbeitsunfähigkeit für die Dauer eines Jahres, bis mit der Koronarangiographie Umfang und Art der tatsächlichen Herzschäden festgestellt sind.

Zwar trifft ihn die Eröffnung der Ärztin nicht mit gleicher Wucht und Härte wie das, was er von Dr. Fendel vor einem Jahr erfuhr, dennoch ist er ein wenig enttäuscht. Ganz tief im Inneren hatte er auf einen günstigeren Bescheid gehofft. Erbittert stellt er fest, durch die Weigerung seines Hausarztes ein ganzes Jahr verloren zu haben.

Frau Dr. Weigang endet mit dem Hinweis, daß sie um die Schwierigkeiten mit seinem Hausarzt weiß. Dennoch wird nichts anderes übrig bleiben, als diesen noch einmal um die Veranlassung zur Untersuchung zu bitten. Der Bericht der Klinik wird ihm das nochmals dringlich anraten.

Scharner will etwas einwenden, sieht aber ein, daß das keinen Sinn hat. Von seinem Hausarzt hat er keine Einsicht zu erwarten; er muß jetzt andere Wege gehen. Aber welche? Was muß er eigentlich noch tun, um zu erreichen, daß die Untersuchung durchgeführt wird? Er findet keine Antwort. Trotzdem erwacht in ihm zum ersten Male der Gedanke, einen anderen Arzt zu wählen. Er fragt sich, was sein Arzt bisher für ihn getan hat. Wenn er die ersten Anzeichen der Angina pectoris rechtzeitig erkannt und mit einer wirksamen Therapie behandelt hätte, wäre es nicht einmal zum Herzinfarkt gekommen, folgert er unzufrieden.

»Wenn ... wenn ..., hätte ... hätte ...!« Das Lamentieren nützt nun nichts. Er hält es für durchaus möglich, daß sein Hausarzt seine Gesundheit zum Teil auf seinem ärztlichen Gewissen haben mag, doch wenn ihm sein Leben lieb ist, muß er selber einen Weg finden. Den einzig gangbaren, um erst einmal zu einer Vorstellung zu gelangen, wie es weitergehen soll, sieht er im Gespräch mit seiner Frau. Sie hat immer einen Rat gewußt und wird ihm auch dieses Mal helfen, das Richtige zu finden.

Am folgenden Nachmittag findet die letzte Übungsstunde für Autogenes Training statt. Er hatte sich zur Teilnahme entschlossen, um selbst herauszufinden, ob diese Entspannungsmethode einen guten Einfluß auf den gesamten Kreislauf und das Nervensystem ausübt. In der Klinik wurde er informiert, daß man mit dieser Methode den Teufelskreis durchbrechen kann, der mit Verspannungen und Verkrampfungen aller Art seinen Anfang nimmt und zu Leistungsminderung und funktionellen Organbeschwerden führt.

Nach einem Informationsgespräch mit dem Diplom-Psychologen des Hauses beginnen die Übungsstunden mit dem Erlernen und Wiederholen der Vorsatzformulierungen, die sich im Bewußtsein wie auf einer Wachsplatte eingravieren sollen, so daß sie, bei Bedarf, jederzeit abgerufen werden können.

Scharner zwingt sich mit Ausdauer und Beharrlichkeit zum täglich mehrmaligen Wiederholen der einstudierten Übungen. Ihm ist klar, daß sein rechter Arm nicht »schwer« wird oder die Stirne »kühl«, wenn er die Vorsatzformel dazu abruft. Eines aber erfährt er im weiteren Verlauf der Einübungsphase zunehmend: Unruhe, Angst und Bedrängnisse fallen wie schwerer Ballast von ihm ab, sobald er eine der Vorsatzformeln abruft. Seine Ausdauer wird damit belohnt, daß innere Konflikte und ungute Empfindungen leichter von ihm überwunden werden. Aus der heilenden Wirkung des Autogenen Trainings kann er fortan seinen Nutzen ziehen, wenn die jeweilige Lebenssituation es erfordert.

Das letzte Wochenende seines Aufenthaltes ist gekommen. Die Sonne scheint von einem fast wolkenlosen Himmel herab und verbreitet eine angenehme Wärme. Dieser Frühlingstag lockt Scharner gleich nach dem Mittagessen zu einem längeren Spaziergang hinaus. Am Morgen schon fühlte er sich nicht ganz wohl. Ihn verunsichert eine Unruhe, die er sich nicht ganz erklären kann. Er verläßt die Klinik. Bis zur nächsten Straßenecke führt der Gehweg leicht an. Schon nach den ersten Schritten warnt ihn das »gelbe Blinklicht«: Langsamer gehen! Es zwingt ihn sogar zum Stehenbleiben. Er ist noch nicht an der nächsten Straßenecke angelangt, da breitet sich ein heftiger, brennender Schmerz im Brustbereich aus. Angstgefühl schnürt ihm die Kehle zu, macht ihm das Atmen schwer. »Ein neuer Infarkt!?« rast es durch seinen Kopf. Warum hilft ihm niemand? Auf der Straße ist kein Mensch zu erblicken, nicht einmal vor dem sonst so belebten Eingang der Klinik. Schwerfällig schleppt er sich Schritt für Schritt dorthin. Überlegungen und Fragen jagen ihn. Das Denken fällt ihm schwer. Er ist leergepumpt und ausgehöhlt. In seinem Körper breitet sich ein Glutball aus und erfüllt ihn bis in den letzten Winkel mit unerträglicher Hitze.

Er steigt die wenigen Stufen zur Eingangshalle hinauf. Die Mittagsruhe hat sie leergefegt. Auch vom Pförtner ist nichts zu sehen. Mühsam erreicht er den Fahrstuhl. Erleichtert stellt er auf der Station fest, daß die Lampe über dem Schwesternzimmer leuchtet. Auf sein Anklopfen hin ertönt ein frisches »Herein!«.

Bei seinem Eintreten springt eine junge Schwester vom Schreibtisch auf und eilt auf ihn zu. Sie hat seine Verfassung sofort erkannt und führt ihn zu einer Liege. Scharner kennt sie nicht. Er nimmt an, daß sie von einer anderen Station ist. Sie fühlt den Puls, mißt den Blutdruck. Immer noch jagen stoßweise Wellen brennenden Schmerzes durch seinen Körper und lösen sich in Angstgefühlen auf. Schweiß bedeckt seine Stirne.

Die Schwester eilt zum Telefon und versucht Frau Dr. Weigang in ihrer Wohnung zu erreichen. Diese meldet sich sofort. Die Schwester, Anita heißt sie, wie Scharner im Verlaufe des Gespräches erfährt, berichtet der Ärztin vom Vorgefallenen.

Nachdem Schwester Anita das Gespräch beendet hat, will sie Scharner auf sein Zimmer bringen. Im Rollstuhl dorthin gefahren zu werden, lehnt er dankend ab. Die wenigen Schritte bewältigt er mit Unterstützung der Schwester. Wenig später liegt er ausgekleidet in seinem Bett. An dessen Kopfende befestigt die Schwester eine Klingel und verläßt das Zimmer.

Müde und zerschlagen bleibt er zurück. Es dauert nicht lange, da erscheint die Ärztin. Noch atemlos vom Laufen fragt sie besorgt: »Was machen Sie denn für Geschichten?« Unter ihrem Arztmantel lugen Jeans hervor, ihre Füße stecken in bequemen Hausschuhen. Sie ist gekommen, wie sie gerade war. Sie fühlt den Puls, mißt den Blutdruck und hört ihn ab. Sie richtet sich auf, geht zum Fenster und schaut hinüber zur anderen Straßenseite. Die Häuserfassaden sind überflutet vom hellen Schein der Frühjahrssonne an diesem Nachmittag, an dem Scharner sich so viel vorgenommen hatte und der nun mit bedrückender Ungewißheit zu enden scheint. Die Ärztin schweigt. Scharner ahnt nichts Gutes. Schwester Anita schiebt ein Ungetüm von Gerät herein. Nachdem Scharner mit Hilfe von Elektroden und Kabeln mit diesem verbunden ist, spuckt es nach dem Einschalten endlose Papierstreifen mit Aufzeichnungen aus. Frau Dr. Weigang studiert sie, sagt aber immer noch nichts. Er hält dieses Schweigen nicht mehr aus. Er möchte von der Ärztin etwas erfahren.

Sie schaut ihn nachdenklich an. Schließlich meint sie, daß aller Voraussicht nach kein Infarkt vorliege. Bis zum nächsten Morgen werde er an diesem Gerät liegen bleiben müssen. Sie geht mit dem Versprechen, noch einmal hereinzuschauen. Schwester Anita räumt auf und erkundigt sich, ob sie ihm das Abendessen bringen kann. Er ist unschlüssig, möchte dann aber doch nichts zu essen haben.

Nachdem auch Schwester Anita gegangen ist, lauscht Scharner auf die Geräusche des Gerätes neben seinem Bett. So elend er sich auch fühlt, interessiert es ihn doch, was da vor sich geht. Bald findet er heraus, daß, wie beim EKG, alle Herzfunktionen gemessen und aufgezeichnet werden, hier allerdings über Stunden hinweg.

Frau Dr. Weigang kommt und bringt Dr. Kemper mit. Scharner kennt ihn von Visiten. Der Arzt begrüßt ihn freundlich, greift nach dem Puls und schaut sich anschließend, zusammen mit Frau Dr. Wei gang, die Aufzeichnungen an. Sie unterhalten sich; Scharner versteht nichts.

Dr. Kemper wendet sich Scharner zu und deutet an, daß er am Dienstag entlassen werden soll. Das sei eine zu kurze Zeit, um zu einer sicheren Diagnose zu gelangen. Scharners erschrockener Blick läßt ihn innehalten. Er beruhigt ihn mit dem Versprechen, daß er bis dahin wieder auf den Beinen sein wird. Sein Hausarzt erhalte von der Klinik sofort einen Bericht und werde die Sache weiterverfolgen müssen. »Wenn der das schafft«, denkt Scharner ironisch. Ärztin und Arzt wechseln noch einige Worte, dann wünschen beide »Gute Nacht« und gehen.

Wieder ist Scharner alleine, lauscht den Geräuschen und verfolgt die Vorgänge am Gerät: Die Tätigkeit des Zählwerkes, das seine Herzschläge registriert; das Tanzen des Zeigers, der auf dem herausquellenden Papierstreifen Linien hinterläßt und sich auf dem Boden zu einem ansehnlichen Häuflein auftürmt. Eine lange Nacht nimmt ihren Anfang. Er denkt an seine Frau. Sicher wird sie sich Gedanken machen, wenn er heute nicht anruft.

Diese Nacht schläft er wenig. Das rührt nicht von der Unruhe her, die das Gerät verbreitet, sondern von den ständig wechselnden und sich jagenden Gedanken und Überlegungen, die ihn nicht schlafen lassen.

Dann war er doch eingeschlafen. Ein leichter Druck am Handgelenk weckt ihn. Es ist hell und blauer Himmel schaut in das Zimmer hinein. Schwester Anita mißt den Puls. Als sie sein Erwachen bemerkt, wünscht sie ihm einen »Guten Morgen«. »Na, Sie Langschläfer! Gleich befreie ich Sie von diesem Marterinstrument«. Mit flinken Händen hat sie das schnell erledigt. Er schaut sie währenddessen an. Sie wirkt jung und frisch. Nichts in ihrem Gesicht läßt erkennen, daß sie die Nacht hindurch gewacht hat. Er hingegen sieht sicher wie eine kleine graue Maus aus, denkt er sich. Ihr Dienst ist beendet, sie verabschiedet sich. Er dankt ihr für ihre Umsicht und ihr Bemühen. Im Hinausgehen murmelt sie, daß das doch selbstverständlich sei. Er überlegt, daß er, wenn heute Sonntag ist, bis Dienstag alles hinter sich haben und abreisen kann. Ein leichter Hoffnungsschimmer regt sich in ihm.

Um 8 Uhr erscheinen Frau Dr. Weigang und Schwester Gisela. Die Ärztin beschäftigt sich sogleich mit den Aufzeichnungen. Er wartet gespannt darauf, was er von ihr hören wird. Wie eine Ewigkeit erscheint es ihm, bis sie sagt, daß er aufstehen kann, das Haus aber nicht verlassen darf. Später wird sie sehen, ob er heute noch an die frische Luft kann. Mit dem Berg von Aufzeichnungen verläßt sie Scharner. Schwester Gisela war schon gegangen.

Als er alleine ist, schwingt er sich sofort fröhlich und mit Elan aus dem Bett. Seine Hochstimmung mäßigt sich postwendend, als ihm die Beine wegzuknicken drohen. »Holla, alter Junge!« ermahnt er sich und schleicht zum Waschbecken.

Gleich nach dem Mittagessen findet er sich bei der Ärztin ein. Sie scheint ihn schon zu erwarten, denn ohne weitere Einleitung erkundigt sie sich bei ihm, ob er noch ein wenig spazieren gehen möchte. Da er sich nicht sicher ist, ob sie sich mit ihm nur einen Scherz erlauben will, nickt er nur stumm mit dem Kopf.

Sie bemüht sich, ihrer Stimme einen feierlichen Ton zu verleihen: »Dann sei Ihnen das hiermit erlaubt«. Plötzlich platzt sie wie befreit heraus: »Mensch ...«, sie hält erschreckt inne, weil ihr das so herausgerutscht war. »Entschuldigen Sie bitte, aber ich bin froh, daß Ihnen nichts Schlimmeres geschehen ist. Wir haben uns Ihretwegen ernstliche Sorgen gemacht. Nachdem wir die Aufzeichnungen noch einmal durchgegangen sind, bestehen keine Einwendungen gegen ein bißchen Bewegung.«

Sie gibt ihm einen leichten Klaps auf die Schulter, und er kann gehen. »Aber keine Kraftakte«, ruft sie ihm nach.

So schnell Scharner kann, zieht er sich an und verläßt in gehobener Stimmung, übermütig fast, die Klinik. Auf dem Weg durch den Kurgarten hätte er alle Welt umarmen können!

Später schlendert er durch die Straßen der Stadt, vorbei an ehrwürdigen Fachwerkhäusern, stummen Zeugen der Vergangenheit. Er liest die Inschriften auf den Balken. Wo sind die Augen, die sie gelesen, die Hände, die sie geschnitzt und die Köpfe, die sie erdacht – Wo wird sein eigener sein, in hundert Jahren? ... noch später? In einem Juwelierladen erwirbt er eine Kette aus Jade, Steine, die seine Frau liebt.

Das letzte Gespräch mit Frau Dr. Weigang am Morgen der Abreise ist kurz. Sie erwähnt, daß der Bericht für seinen Hausarzt heute noch abgeht. Einmal, um sofort die Weiterbeobachtung aufzunehmen, zum anderen, damit dieser sich endlich dazu entschließt, die Koronarangiographie zu veranlassen.

»Ganz aus den Augen verlieren werden wir uns sicher nicht«, schließt sie, »im Rahmen der Langzeitstudie sehen wir uns bestimmt bei den ambulanten Untersuchungen wieder. Daher: Auf Wiedersehen!« Sie reichen sich die Hand. Um 11 Uhr erwartet er auf dem Bahnsteig den Zug zur Heimfahrt.

Abends ist er zu Hause. Bei einem Glas Wein sitzen sie auf der Terrasse. Sie bittet ihn, vom Alltag in der Klinik zu berichten. Er erwähnt nur unwichtige Dinge. Vom letzten Zwischenfall kann er ebensowenig berichten wie immer noch nicht von der Empfehlung, den Beruf aufzugeben. Dieses Verschweigen bedrückt ihn schon lange. Er schämt sich dessen, kann sich aber einfach nicht dazu ermutigen, darüber mit seiner Frau zu reden. Hinter dieser Verheimlichung verbirgt sich das Wunschdenken, es möge alles ein Irrtum sein und die Koronarangiographie bringe ganz andere Erkenntnisse. Daher auch die Ungeduld, mit der er ihre Durchführung fortan betreiben will. Noch weiß er nicht wie.

Seiner Frau kann er nichts vormachen. Sie kennt ihn zu gut und spürt deutlich, daß er etwas vor ihr verbirgt. Doch sie dringt nicht in ihn ein. Er wird seine Gründe haben, denkt sie sich.

Mitte Mai ist er bei seinem Hausarzt angemeldet, ein Termin, dem er mit Spannung entgegensieht. Nach dem EKG sitzt er dem Arzt gegenüber. Dieser überfliegt flüchtig den Bericht der Klinik. »Gut so! – Ganz gut so! So können wir weitermachen.« Scharner wartet darauf, daß noch etwa kommt ... Nichts!

So entschließt sich Scharner, von sich aus den Anfang zu machen. Er will eine Entscheidung. Zunächst kommt seine Rede auf den Zwischenfall vor der Abreise. Dazu meint der Arzt, er werde ihn weiterbeobachten. Nun spricht Scharner die Koronarangiographie an, daß sie als die einzige Möglichkeit, den Herzschaden zu erkennen, empfohlen wird.

Der Arzt denkt nach, ehe er sich ein wenig unwirsch äußert. Wenn er alles befolgen sollte, was sich die guten Kollegen in den Kliniken ausdenken, hätte er viel zu tun. Außerdem kenne Scharner seine Einstellung. Er werde sich von seinen Angehörigen keine Vorwürfe machen lassen, wenn bei dieser Untersuchung etwas schiefläuft. Schließlich trage er die Verantwortung und müsse entscheiden, was richtig ist. Damit sei für ihn das Thema nun wohl abgeschlossen.

Scharner findet die Haltung des Arztes ungeheuerlich, wundert sich aber weiter nicht mehr darüber. Zunächst geht er brav alle 14 Tage zum EKG und läßt sich alle vier Wochen vom Arzt untersuchen. Er hat immer noch keine Lösung gefunden, wie es weitergehen soll.

Anfang Juni fliegt er mit seiner Frau nach Jugoslawien. Auf der Insel Bol verbringen sie drei herrliche Wochen. Nach anfänglicher Scheu wagt er sich auch in tiefes Wasser. Je öfter er schwimmt, desto mehr gewinnt er an Sicherheit und Selbstvertrauen. Die Erfolge können ihn nicht beirren; auch hier achtet er auf das »gelbe Blinklicht«. Die Abstände, in denen es zu blinken beginnt, werden immer länger.

Nach der Rückkehr von dieser Reise hat er sofort einen Termin bei seinem Hausarzt. Die Sprechstundenhilfe führt ein EKG durch und wertet dessen Ergebnis mit einem linealähnlichen Gerät aus. Interessiert schaut er ihr über die Schulter zu und möchte wissen, was so auf diese Weise festgestellt wird.

»Die Frequenz des Herzschlages und seine Regelmäßigkeit«, antwortet sie schnippisch.

Auf die Frage, ob diese Methode eine zuverlässige sei, meint sie, daß man sich ihrer ja sonst nicht bedienen würde.

Später bestätigt ihm der Arzt das gleiche. Es sei alles in Ordnung – das hatte die Sprechstundenhilfe auch gesagt. Mit einem Gefühl des Unbehagens verläßt Scharner die Praxis. Mißtrauen keimt auf. Wie kann denn mit einem Mal alles in Ordnung sein? Zweifel an der Person des Hausarztes kommen auf.

Wie recht er damit haben sollte, stellt sich bereits am nächsten Morgen heraus. Unruhegefühl weckt ihn noch vor dem Aufstehen. Sein Puls, so fühlt er, schlägt unregelmäßig: Dreimal hintereinander, dann setzt er einen Schlag aus ... unentwegt. Er fürchtet das Herannahen einer lebensbedrohenden Gefahr. Was hatte der Arzt gestern noch gesagt? Es ist alles in Ordnung?

Der unregelmäßige Pulsschlag hält unvermindert an. Die Unruhe steigert sich zu Angstgefühlen. Er ist ratlos, dann aber befiehlt ihm eine innere Stimme, jetzt zu einem anderen Arzt zu gehen.

Gleich nach dem Aufstehen unterrichtet er seine Frau von den Beschwerden, seinen Befürchtungen und seiner Absicht, sich einem anderen Arzt anzuvertrauen. Weil auch ihr schon Zweifel gekommen waren, hatte sie immer schon einmal vorgehabt, ihm das vorzuschlagen. Nun unterstützt sie ihn voll in seinem Vorhaben. Sicher, für jeden Patienten eine schwere Entscheidung, doch für Scharner wird sie durch das in letzter Zeit anwachsende Mißtrauen in die Behandlungsweise seines Hausarztes erleichtert. In seinem Falle zieht er damit die letzte Konsequenz, wie es ihm die Ärzte in der Reha-Klinik geraten haben. Das Ergebnis vieler Überlegungen endet mit der Erkenntnis, daß es, wenn sein Hausarzt seine Herzerkrankung frühzeitig erkannt und wirksam behandelt hätte, vielleicht nicht einmal zum Herzinfarkt gekommen wäre.

In der Innenstadt hatte er schon vor Wochen das Schild einer Arztpraxis entdeckt, das, außer den üblichen Angaben, den Zusatz enthielt: Kardiologe. Wenn ihm ein Arzt helfen kann, davon ist er überzeugt, dann nur dieser. Warum ist er denn nicht längst schon zu ihm gegangen? Sicher hielt ihn die Scheu vor entstehenden Unannehmlichkeiten ab oder das traditionelle Arzt-Patientendenken.

Er faßt Mut – das muß er schon – und ruft in der Arztpraxis an. Eine weibliche Stimme meldet sich. Ihr schildert er seine Lage. Er wird gebeten, ein wenig zu warten. Sie will den Arzt informieren. Die Zeit des Wartens erscheint ihm wie eine Ewigkeit. Unzählige Überlegungen rasen durch sein Hirn. Sein Herz schlägt ihm bis zum Halse. Er sucht nach einem Grund für seine Aufgeregtheit. Vielleicht ist es das schlechte Gewissen gegenüber seinem Hausarzt. Doch schließlich hatte er alles unternommen, hatte ihn mehrmals um eine Überweisung zur Koronarangiographie gebeten, hatte ihm vertraut – bis zu diesem Zeitpunkt jedenfalls. Die Vorgeschichte macht doch verständlich, daß er darauf angewiesen ist, sich Rat bei einem anderen Arzt holen zu müssen, beschwichtigt er sich. Um einen Prominenten kümmere sich gleich ein ganzer Stab von Ärzten mit Ruf. Nun, er ist keiner, und dennoch hat er ein Anrecht darauf, sich nach einem anderen Arzt umzusehen, wenn er den Eindruck gewinnt, daß der augenblickliche dabei ist, den Rest seiner Gesundheit zu ruinieren.

Scharner brütet vor sich hin. Woran liegt es, daß so wenige Ärzte bereit sind, einen Kollegen zur Mitbehandlung heranzuziehen, wenn sie mit ihrem Wissen und Können nicht mehr weiterkommen? Fürchtet ein Arzt, wenn ein Patient Zweifel an seiner fachlichen Qualifikation hegt, daß er sich in dessen Augen lächerlich machen würde? Wenn der Kollege, möglicherweise, zu einer anderen Diagnose käme und seine sich als unrichtig herausstellte?

Scharner ist der Ansicht, daß der ein guter Arzt ist, der sich rechtzeitig dazu entschließt, seinen Patienten zu einem anderen Arzt zu überweisen, wenn er glaubt, daß sein fachliches Wissen und Können erschöpft ist. Er wird, wenn er sich dazu entschließen kann, stets das Vertrauen und die Achtung seines Patienten bewahren. Sein Hausarzt hätte ihn längst zur Weiter- und Mitbehandlung überweisen und erst recht die Koronarangiographie veranlassen müssen.

In sein nachdenkliches Sinnen hinein ertönt die Stimme des Arztes. Scharner schildert auch ihm seine Situation und erwartet nervös die Antwort.

»Kommen Sie morgen, 9 Uhr, in meine Praxis, dann unterhalten wir uns.« Ein kurzer Gruß, ehe Scharner antworten kann, hat der Arzt aufgelegt. Nun, da das überstanden ist, melden sich bereits zwiespältige Gefühle. Hat er richtig gehandelt? Wird sich an seiner Behandlung etwas ändern? Die Zukunft muß das zeigen.

Grundsätzlich trifft er keine Entscheidung, ohne nicht vorher mit seiner Frau gesprochen und ihre Meinung und ihren Rat gehört zu haben. So ist es auch dieses Mal, und als er ihr vom Ausgang des Gespräches mit dem Arzt berichtet, hat sie das Gefühl, daß ihr Mann nun in guten Händen ist.

Am Abend dieses Tages, an dem er einen so entscheidenden Schritt unternommen hatte, fühlt er sich, als wäre ihm eine große Last von den Schultern genommen. Besonderen Dank empfindet er gegenüber seiner Frau, weil sie ihn bei allem, was er sich vornimmt, mit einfühlsamem Verständnis unterstützt. Nun hält er auch den Augenblick für gekommen, sich von dem, womit sich sein Inneres seit Monaten beschäftigt, zu befreien. Er beginnt davon zu berichten, was ihm Dr. Fendel nach dem Einschwemmkatheter empfohlen hatte: Aufgabe des Berufes!

Sie unterbricht ihn nicht und schweigt lange, als er endet. Er will schon annehmen, daß sein langes Verschweigen sie verletzt haben könnte, da ergreift sie seine Hände und blickt ihn fest an: »Egal, was uns die Zukunft bringen wird – ich habe dir schon einmal gesagt, daß wir Schlimmeres durchgestanden haben, und wir werden es auch dieses Mal schaffen.«

Mehr als einmal erwacht er in dieser Nacht. Eine gespannte Unruhe hat sich seiner bemächtigt und läßt ihn nicht richtig schlafen. Keineswegs bedrückt oder quält sie ihn, sie entspringt zuversichtlicher Erwartung und dem Vorgefühl, daß Entscheidendes bevorsteht. Lange vor angegebener Zeit sitzt er am anderen Tag im Wartezimmer des Arztes. Nachdem er in das Sprechzimmer gerufen wurde, steht er zum ersten Male dem Manne gegenüber, dem er einmal viel verdanken wird: Dr. Anhorn.

Der Arzt wirkt auf den ersten Blick wie ein großer Junge, obwohl er die Vierzig überschritten hat. Schlaksig erhebt er sich nach Scharners Eintritt aus dem Schreibtischstuhl. Zur Begrüßung streckt er ihm die Hand entgegen. Eine Welle von Sympathie und Achtung geht von ihm aus; sie lassen keine Zweifel und kein Mißtrauen aufkommen. Schon bei dieser ersten Begegnung erkennt Scharner mit Zufriedenheit diese so wichtige Voraussetzungen im Umgang mit Arzt und Patienten.

»Erzählen Sie mir noch einmal alles«, beginnt Dr. Anhorn das Gespräch, nachdem sie Platz genommen haben.

In knapper Form berichtet Scharner. Der Arzt unterbricht nicht. Gelegentlich macht er sich Notizen, bis Scharner glaubt, alles gesagt zu haben.

»Das reicht zunächst«, greift Dr. Anhorn das Gespräch auf. »Heute machen wir einen Ergometer-Test und fordern den Bericht der Klinik an. Bitte folgen Sie mir!« Er geht voran in den Nebenraum, in dem sich, neben der Apparatur für den Test, auch eine für die Untersuchung mit dem Einschwemmkatheter befindet. Scharner wird einer jungen, freundlichen Sprechstundenhilfe vorgestellt. Dr. Anhorn trägt ihr auf, einen normalen Ergometer-Test durchzuführen, und geht in sein Zimmer zurück.

Nachdem Scharner sich in der Kabine entkleidet hat, begibt er sich zum Gerät. Ihm ist nicht viel zu erklären, er ist mit dem Ablauf der Untersuchung vertraut. Unverdrossen tritt er die Pedale. Es beginnt mit 50 Watt und wird wenig später auf 70 Watt gesteigert. Ein leichter Druck im Bereich des Herzens macht sich bemerkbar. Dieser steigert sich soweit, daß er an das »gelbe Blinklicht« zu denken beginnt. Eben wurde die Belastung auf 100 Watt erhöht, da geht hinter Scharner die Türe auf.

Dr. Anhorn fordert ihn auf, das Treten einzustellen. Verwundert fragt er sich nach dem Grund für den plötzlichen Abbruch. Er möchte sich ankleiden und in das Arztzimmer kommen. Hier findet er des Rätsels Lösung: Auf dem Schreibtisch des Arztes steht ein Monitor, auf dessen Bildschirm er den Ablauf des Testes mitverfolgen kann.

Dr. Anhorn eröffnet das Gespräch und nennt Scharner den Grund für den Abbruch. Unter Belastung haben sich erhebliche Rhythmusstörungen eingestellt. Er will es noch einmal mit medikamentöser Behandlung versuchen und deren Ergebnis in zwei bis drei Wochen abwarten. Zweimal in der Woche soll er sich zum EKG einfinden. Damit ist diese Untersuchung beendet. Scharner macht sich wegen des Krankenscheins Gedanken. Den für dieses Vierteljahr hatte er bereits bei seinem Hausarzt abgegeben. Dr. Anhorn beruhigt ihn. In solchem Fall erkennen die Krankenkassen die Vorlage eines zweiten Krankenscheines an. Im Zweifelsfalle wird ihm seine Krankenkasse die richtige Auskunft erteilen. Vorsichtshalber erkundigt sich Scharner dort, um zu erfahren, daß die Kasse in seinem Falle nichts gegen Vorlage eines weiteren Krankenscheines einwenden wird.

Nach dem Ergebnis der zweiten Katheteruntersuchung in der Reha-Klinik, wird es Scharner zunehmend zur Gewißheit, den Anforderungen seines Berufes nicht gewachsen zu sein. Eine schmerzliche Erkenntnis, in seinem Lebensalter bereits am Ende der beruflichen Karriere zu stehen. Im stillen findet er sich damit ab, auch wenn ihm der Gedanke nicht leicht fällt, das Arbeitsverhältnis mit seinem Unternehmen durch einen Aufhebungsvertrag zu beenden.

Schlaflose Nächte und lange Gespräche mit seiner Frau gingen diesem Plan voraus. Sie war es vor allem, die ihm immer wieder dazu riet, seine Gesundheit nicht weiter aufs Spiel zu setzen. Sie hielt ihm vor Augen, daß es mit der Übernahme einer leichteren Aufgabe sicher nicht getan sei; die alte wird ihn immer wieder einholen. Man wird ihn danach fragen, darauf ansprechen, und wie sie ihn kennt, wird er sich keinen Wünschen oder Anliegen entziehen. »Dieses Mal hattest du noch einmal Glück«, will sie ihn warnen, »fordere es nicht ein zweites Mal heraus.«

Seinen Einwand, daß ihre Zukunft noch nicht gesichert sei, fegt sie weg: »Dann schränken wir uns eben ein. Wichtiger ist doch dein Leben – das auch das meine ist, das deiner Familie!«

Damit ist jede Diskussion um dieses Thema für sie beendet. Dennoch, er will Gewißheit. Er berät sich mit der Geschäftsleitung seines Unternehmens. Als erfahrenen und erfolgreichen Mitarbeiter will man ihn nicht verlieren, auch mit eingeschränkter Leistung nicht. Daher schlägt man vor, und darauf einigen sie sich, die endgültige Entscheidung bis zu dem Zeitpunkt zu verschieben, an dem nach Ausnützung aller medizinischen Maßnahmen eine sichere Beurteilung seines Leistungsvermögens vorliegt. Scharner gibt sich mit diesem Vorschlag zufrieden, doch auch dieser kann die nagende Ungewißheit nicht verdrängen.

Anfang August, fünf Wochen nach dem Beginn der medikamentösen Behandlung, sitzt er seinem neuen Arzt, einem Subspezialisten für Kardiologie, in dessen Sprechzimmer gegenüber. Es ist keine Besserung eingetreten, ein Ergebnis, mit dem der Arzt gerechnet hatte, aber er wollte nichts unversucht lassen. Nun muß die Koronarangiographie weiterhelfen, um zu entscheiden, ob eine Bypassoperation erfolgversprechend ist. Scharner trifft diese Eröffnung nicht unerwartet, dennoch kann er ein leichtes Unbehagen nicht unterdrücken. Der Arzt schließt sich der Empfehlung seiner Kollegen in der Reha-Klinik an, aber die Entscheidung muß Scharner selber treffen.

Für diesen gibt es in diesem Fall nicht mehr viel zu überlegen. Mit seiner Frau war er sich bereits einig, der Durchführung dieser Untersuchung sofort zuzustimmen, wenn sie ihm angeboten wird. Was blieb ihm denn nun noch übrig als die Flucht nach vorne? Also erklärt er sich zur Durchführung der Untersuchung bereit.

Nun, nachdem die Entscheidung gefallen ist, spürt er Erleichterung. Dr. Anhorn weist ihn auf ein Problem hin, daß alle Institute, die diese Untersuchung durchführen, sich derzeit in der schwierigen Lage befinden, nicht alle Patienten rechtzeitig untersuchen zu können. Die Wartezeiten betragen bis zu einem Jahr und länger. Der besseren Übersicht wegen führt man sie auf Wartelisten, die immer länger werden.

Wenn Scharner bereit wäre, sich an einem entfernteren Ort untersuchen zu lassen, wüßte der Arzt schon eine Möglichkeit, einen frühen Termin zu bekommen, und zwar in einem Institut in Bad Oeynhausen, das speziell für diese Untersuchungen eingerichtet ist. Er selbst war viele Jahre dort tätig und hat heute noch gute Verbindungen dahin. Er könnte es erreichen, rasch einen Termin zu erhalten. Damit würde man einige der vielen verlorenen Monate wettmachen, zumal auch, der vertanen Zeit wegen, alles für die beschleunigte Durchführung der Untersuchung spricht. Scharner ist mit allem einverstanden. Drei Monate nach diesem Gespräch steht der Termin für die Untersuchung fest. Von seiner Krankenkasse läßt er sich bestätigen, daß sie die Kosten für die Behandlung trägt.

Bis es soweit ist, müht er sich durch eine Flut von Empfindungen. Nagende Zweifel, zuversichtliches Hoffen, mutlose Verzagtheit und unerschütterlicher Lebenswille wechseln einander ab. Er wandert auf einem schmalen Grat zwischen Allem und Nichts. Seine Frau beobachtet diese Gemütsbewegungen nicht ohne Besorgnis. Sie wünscht nur eines: daß am Ende keine Enttäuschung wartet.

☰ Kommentar

Das Hauptproblem dieses Kapitels ist das **gestörte Vertrauensverhältnis** zwischen Herrn Scharner und seinem internistischen Hausarzt. Da es nun einmal in dieser Krankheitsgeschichte zu einem solchen Konflikt gekommen ist und möglicherweise Leser ähnliche Erfahrungen machen mußten, darf der Kommentator dieser Problematik nicht aus dem Weg gehen. Er fungiert aber hier nicht als Gutachter und hat keine Schuldzuweisungen zu verantworten, da er weder den Hausarzt von Herrn Scharner kennt noch seine Argumente gegen die Koronarangiographie.

Allerdings muß ich hier festhalten, daß die Abwehr gegen die Methode der Koronarangiographie in einer Frühzeit dieses Verfahrens erfolgt ist und heute vermutlich auch von diesem Arzt nicht mehr aufrechterhalten würde. Es gibt heute genug Experten, die sogar nach jedem Herzinfarkt eine Koronarangiographie für angezeigt halten, um den besten Zeitpunkt für eine Bypassoperation oder eine Ballondilatation als lebenswichtige Hilfe nicht zu versäumen. In der Krankengeschichte von

Herrn Scharner hätte wahrscheinlich schon jener Schmerzanfall, bei dem ein Infarktverdacht ausgesprochen worden war und der sich rückblickend als instabile Angina herausgestellt hat (Herzbeschwerden ohne körperliche Anstrengung), als Indikation zur invasiven Diagnostik, d. h. zur Koronarangiographie, gelten können. Heute würde wohl auch die Wartezeit zu vermeiden gewesen sein, weil schon in der Rehabilitationsklinik die Koronarangiographie veranlaßt worden wäre, entweder im eigenen Haus oder in einer benachbarten Institution.

Aber hier geht es ja um ein grundsätzliches Problem, nämlich das **Vertrauensverhältnis zwischen Patient und Arzt**, und wodurch es gestört wird. In diesem Zusammenhang kommt der Kommentator um zwei fast banale Aussagen nicht herum.

1. Eine intensivere, vertrauensvollere Zusammenarbeit zwischen allen Ärzten und Institutionen, mit denen Herr Scharner zu tun hatte, hätte ihm viel überflüssige Ängste und Wartezeiten ersparen können. Eine gute Kommunikation und Kooperation zwischen dem Hausarzt und dem niedergelassenen Kardiologen schiene mir heute die ideale Form der Nachsorge nach der Entlassung aus dem Akutkrankenhaus und der Rehabilitationsklinik. Diese Zusammenarbeit ist sicher noch verbesserungsbedürftig.

2. Das Verhältnis zwischen Arzt und Patient hat sich heute im Sinne einer Partnerschaft verändert. Der mündige Patient Scharner hatte einen Anspruch darauf, alle Argumente kennenzulernen, die für oder gegen eine diagnostische und therapeutische Maßnahme sprechen. Er muß ja jenes Wissen von der Krankheit sich aneignen, das es ihm erlaubt, bessere Entscheidungen für seine Zukunft zu treffen. Und wir Ärzte müssen uns immer mehr und immer wieder fragen, ob wir uns genügend Zeit für ein informierendes und motivierendes Gespräch mit dem Patienten genommen haben.

Ist der mündige Patient mit einer chronischen Krankheit, der Spezialist in seiner eigenen Krankheit werden muß, nicht dem Arzt gegenüber in einer ähnlichen Lage wie ein Richter, der für sein Urteil den Rat des Sachverständigen braucht? Auch dieser wird sich nie blind auf die Aussagen des Sachverständigen allein berufen können und wollen, sondern dieser muß ihm seine Erkenntnisse plausibel machen. Ähnlich muß ja der Patient selbst über sein Schicksal entscheiden, wenn er bestimmte eingreifende diagnostische oder therapeutische Maßnahmen bejahen oder ablehnen soll. Nur im schlimmsten Fall, wenn ein Vertrauensverhältnis so gestört ist, daß der Patient die Argumentation seines Hausarztes für oder gegen eine Maßnahme, hier die Koronarangiographie, nicht akzeptieren kann, scheint mir der Rat zum Arztwechsel angebracht.

Übrigens hat der Kommentator in einem Patienten-Ratgeber seit Jahren die Meinung vertreten, daß ein Patient das Recht hat, vor einer Entscheidung für oder gegen eine Bypassoperation mehrere Expertenmeinungen kennenzulernen. In den meisten Fällen werden diese übereinstimmen und dem Patienten dadurch seine Entscheidung erleichtern.

In diesem Kapitel ist auch von einer entspannenden Methode die Rede, dem Autogenen Training. Es ist für jeden, der es zu handhaben gelernt hat, eine wichtige Hilfe zur Streßverarbeitung und Entspannung. Auch das Teppichknüpfen gehört in diesem Zusammenhang genannt, wie auch der Skiurlaub, von dem noch später die Rede sein wird. Daß Herr Scharner in dieser Situation auch eine Jugoslawien-Reise mit Flug, Schwimmen im offenen Meer usw. planen und durchführen konnte, spricht für seine Mündigkeit.

Die Koronarangiographie

Die Klinik in Bad Oeynhausen liegt an der Durchgangsstraße. Das Empfangszeremoniell gleicht dem in allen anderen Kliniken. Eine halbe Stunde nach seinem Eintreffen holt Schwester Heide ihn auf die Station. Zunächst ist er alleine auf dem Zimmer, seinen Bettnachbarn erwartet man am Nachmittag. Er tritt an das Fenster und öffnet es weit. Sein Blick fällt auf den unter ihm liegenden Kurpark. Herber, bitterer Duft des Laubes, das die Herbstwinde von den hohen Parkbäumen heruntergezaust haben, dringt zu ihm herauf. Niedrig, kalt und glasig steht die Sonne an diesem Herbsttag über den kahlen Baumwipfeln. Die Parkwege sind um diese Zeit fast leer. Die Natur geht schlafen. Und er? Wird er erwachen? Scharner ist in Gedanken versunken. Als ihn fröstelt, schließt er das Fenster.

Wie Schwester Heide ihm aufgetragen hatte, findet er sich Punkt 14 Uhr im Zimmer von Dr. Staudt, dem Stationsarzt, ein. Sie begrüßen einander. Der Arzt führt die nun folgende Unterhaltung mit einer Offenheit und Aufgeschlossenheit, die sofort das für die Arzt-Patienten-Beziehung so wichtige Vertrauensverhältnis herstellt. Während Dr. Staudt untersucht, stellt er weitere Fragen nach dem bisherigen Krankheitsverlauf und den persönlichen Verhältnissen. Er entläßt Scharner mit dem Hinweis, daß sie sich morgen bei der Visite sehen werden. Zwei Tage später teilt Schwester Heide Scharner mit, daß für den nächsten Vormittag die Untersuchung mit dem Einschwemmkatheter vorgesehen ist. Da diese Untersuchung erst vor einigen Monaten an ihm durchgeführt wurde, hegt er Zweifel an der Notwendigkeit einer Wiederholung. Er argwöhnt, daß hier gedankenlos etwas angeordnet wird, das wohl kaum neue Erkenntnisse, dafür aber überflüssige Kosten bringen wird. Aufgrund von Erfahrungen hat er es sich abgewöhnt, bei derartigen Fällen Zweifel und Bedenken an medizinischen Anordnungen laut werden zu lassen. Auch jetzt unternimmt er nichts. Warum? Sein Duckmäusertum ärgert ihn, denn es ist sonst nicht seine Art, alles widerspruchslos hinzunehmen.

Vielleicht ist die Unzufriedenheit mit sich selbst, mit seinem passiven Verhalten, ausschlaggebend, oder der Unwille über die seiner Ansicht nach unnötige Untersuchung, daß er sich nicht entspannen kann: Der Katheter läuft nicht. Alle Bemühungen des Arztes sind vergebens. Schwitzend bricht er ab. Als Grund für den ergebnislosen Verlauf gibt er im Bericht Venenspasmen an.

Die Anwendungen in der Klinik beschränken sich auf Bewegungstherapie und Ergometer-Training. Zum ersten Male kommt Scharner mit Patienten mit dem »Reißverschluß« zusammen. So nennen sie die von der Herzoperation herrührende Narbe auf der Brust. Nach der Herzoperation im Herzzentrum Hannover wurden sie zur stationären Weiterbehandlung hierher verlegt. Bei einigen liegt der Eingriff gerade 14 Tage zurück. Obwohl bei einigen die Fäden noch nicht gezogen, die Wunde nicht ganz verheilt ist, muß Scharner über die Ergebnisse staunen, die sie beim gemeinsamen Ergometer-Training vorweisen. Eines an ihnen fällt ihm auf: ihre Zurückhaltung. Sie geben sich den Anschein, als wollten sie jeden Kontakt, jede Annäherung mit den anderen Patienten vermeiden. Wie hinter einer unsichtbaren Wand versteckt, weisen ihre Gesichter, in denen sich so etwas wie Trotz abzeichnet, mißtrauische und verschlossene Mienen auf. Selbst die Unterhaltung, die sie untereinander führen, ist, im Gegensatz zu anderen Patienten des Hauses, sehr karg – als fiele ihnen das Sprechen schwer. Ihre Haltung ist gebeugt, schleppend und unbeholfen ihr Gang. Werden sie aber beim Ergometer-Training ihrer Leistung wegen gelobt, verändert ein glückliches Aufleuchten ihre Gesichter, deutlich vernimmt man ihr befreites Aufatmen, ja, bei einigen zeigt sich sogar der Anflug eines Lächelns.

Der Termin für die Koronarangiographie steht fest. Diese Ankündigung löst bei Scharner nicht gerade angenehm zu nennende Gefühle, um nicht zu sagen Angst aus. Selbstverständlich hatte er sich über deren Ablauf genau unterrichten lassen, ihn in Gedanken vollzogen und sich innerlich darauf vorbereitet. Nun aber, da die Situation konkret vollzogen werden soll, bereitet ihm die Vorstellung, daß ein Gegenstand tief in sein Herz vordringen wird, doch einiges Unbehagen.

Dr. Staudt erklärt am Abend vor der Untersuchung noch einmal ihren Ablauf, spricht von dem, was der Patient bei den einzelnen Phasen empfindet, und über das Risiko. Die Gefahr, von einem Auto auf einem Zebrastreifen überfahren zu werden, sei größer, scherzt er. Scharner unterschreibt die Einverständniserklärung.

Am Morgen rasiert der Pfleger den Bereich der Einstichstelle in der rechten Leiste. Kurz vor 10 Uhr wird Scharner in den Untersuchungsraum hineingeschoben. Obwohl er sich in Gedanken auf diese Untersuchung vorbereitet hatte, fühlt er sich recht unbehaglich. Hätte jetzt jemand gesagt, die Untersuchung fällt aus, er wäre sichtlich erleichtert gewesen. Er nimmt sich zusammen, um Ruhe zu bewahren.

Grünliche Dämmerung erfüllt den Raum. Die Vielzahl der Geräte, Kabel, Schläuche und Apparaturen verwirrt. Mit gekonntem Schwung wird Scharner von zwei Assistentinnen von der Bahre auf den Untersuchungstisch gehoben. Während eine ihn von der Decke befreit, schiebt die andere das Op-Hemd bis unter den Hals hoch. Sein Unterleib wird abgedeckt und nur eine kleine Stelle in der Leiste bleibt für den Einstich der Kanüle frei. Aus verborgenen Lautsprechern ertönt, gedämpft, angenehme Musik. Selbstbewußt und energisch eilt ein »weißer Kittel« herein. Nachdem er seine Assistentinnen aufgefordert hat, sich ebenfalls zu beeilen – es war kurz vor Mittag! –, stellt er sich seinem Patienten vor. Sein Name ist Dr. Schwiers.

»Wenn Sie gestatten, werde ich mich ein wenig in Ihrem Inneren umsehen.«

»Wenn es Ihnen nichts ausmacht, fangen Sie nur an.« Ganz so forsch, wie Scharner antworten will, klingt es nicht.

Das Waschen der Hände folgt, das Anlegen der sterilen Kleidung und das Vereisen der Einstichstelle. Dann kündigt der Arzt einen kleinen »Picks« an. Es ist wirklich nur ein kleiner »Picks«, den man beim Einstich der Betäubungsspritze spürt, und beim Eindringen der Kanüle in die Beinschlagader ein leichter Druck. Tastend sucht der Katheter seinen Weg durch die Körperarterie zum Herzen. Seine Lage wird in kurzen Abständen auf Monitoren überprüft. Zwischendurch erhalten die Mitarbeiter, die hinter einer Glasscheibe im Nachbarraum Schalt- und Steuergeräte bedienen, von Dr. Schwiers Anweisungen. Alles läuft nach Plan: gekonnt und ohne Komplikationen.

»Jetzt spritze ich das Kontrastmittel«, sagt der Arzt. »Es wird ein wenig unangenehm, aber erträglich und dauert nur einen kurzen

Augenblick.« Scharner ist darauf vorbereitet und wartet konzentriert und mit Geduld. Dennoch wird er ermahnt, sich nicht zu verkrampfen.

Wie gut für Scharner, daß er sich mit Hilfe des Autogenen Trainings entspannen kann. Er ruft die Vorsatzformulierung ab:»Das Sonnengeflecht ist ruhig und strömend warm!« Schon spürt er eine heiße Welle, die von seinem Becken zum Herzen schießt. Ehe er dieses Gefühl deutlich wahrnimmt, ist es auch schon abgeklungen. Die leise angenehm empfundene Musik im Raum wird von kurzen Anweisungen des Arztes, dem Klappern der Instrumente und, in den Augenblicken des Röntgens, vom Surren der Kamera unterbrochen. Scharner wird gewendet und gedreht. In kurzen Abständen erscheinen auf den Monitoren Bilder, die bereits verlöschen, ehe Scharner den Erklärungen Dr. Schwiers gefolgt ist. Gelegentlich sind schattenhafte Umrisse eines schlagenden Herzen erkennbar, ein Anblick, der Scharner ehrfürchtig erschauern läßt. »Mein Herz!« denkt er. In Abständen verströmen in ihm dunkle, bizzare Wolkengebilde. In diesen Augenblicken surrt die Kamera.

Ein kurzer Ruck in der Leiste, die Untersuchung ist beendet. Der Katheter wird gezogen, die Kanüle entfernt. Mit aller Kraft und dem Gewicht seines Körpers drückt Dr. Schwiers seine Faust auf die Einstichstelle. Einige Minuten, dann wird ihm ein Druckverband gereicht, den er auf ihr anlegt. Damit die Wunde sich nicht wieder öffnet, wird der Verband vorsorglich mit einem Sandsack beschwert. Eine Komplikation, die schon einmal eintreten kann, auf die man aber vorbereitet ist.

Noch einige Minuten belastet der Arzt den Verband mit der flachen Hand, während die Assistentinnen mit dem Aufräumen beschäftigt sind. Dr. Schwiers erklärt Scharner, daß er wieder auf sein Zimmer gebracht werden kann. Sollte er den Eindruck haben, daß die Wunde sich wieder geöffnet hat, soll er sofort Alarm schlagen! Heute Nachmittag wird man, zusammen mit den Kollegen vom Herzzentrum Hannover, den Film auswerten. Vom Kollegen Staudt wird er morgen das Ergebnis erfahren. Da sie sich sicher nicht mehr sehen werden, wünscht er Scharner jetzt schon für die Zukunft alles Gute und reicht ihm die Hand. Der bekommt gerade noch ein Dankeschön hervor.

Die Assistentinnen heben Scharner vom Untersuchungstisch herunter, legen ihn auf eine Bahre und schieben ihn auf den Gang hinaus. Kurze Zeit später gehen sie händewinkend mit einem freundlichen Gruß an ihm vorbei. Die Wanduhr zeigt 12 Uhr an. Die Untersuchung hat eine gute Stunde gedauert. Er fühlt sich, bis auf den leichten Druck in der Leiste, ganz wohl.

Schwester Heide holt ihn ab und erkundigt sich, ob alles geklappt hat. Scharner bestätigt ihr, daß alles gut verlaufen ist, und macht dabei ein Gesicht, als wäre er der Erfinder der Koronarangiographie.

Wenig später sind sie auf dem Zimmer. Die Schwester hilft Scharner, sorgfältig darauf achtend, daß der Sandsack seine Lage nicht verändert, beim Umsteigen in das Bett. Auf dem Nachttisch stehen zwei Flaschen Mineralwasser. Er muß trinken, viel trinken, um die Kontrastmittelrückstände aus dem Körper herauszuspülen.

Kurz nach dem Abendessen erscheint Dr. Staudt noch einmal, um sich nach dem Ergehen des Patienten zu erkundigen und um gleichzeitig nach dem Verband zu sehen. Der Sandsack kann entfernt werden, der Druckverband bleibt noch bis morgen. Dann wird er einen leichten Verband erhalten, und der Heimfahrt steht nichts mehr im Wege.

Scharner erkundigt sich beim Arzt, ob das Ergebnis der Untersuchung schon vorliegt. Der zaudert mit der Antwort. Scharner ist empfindlich. Plötzlich hat er Angst – wieder diese dumme Angst.

»Ich komme gerade von der Besprechung«, beginnt Dr. Staudt endlich, »und kann Ihnen schon heute abend etwas sagen. Zusammengefaßt: Alle drei Arterien sind mit Verschlüssen befallen, die Verengungen von 60% und mehr aufweisen. Um die Leistung des Herzens wieder herzustellen oder zumindest zu verbessern«, fügt er einschränkend hinzu, »ist eine Bypassoperation angeraten.« Bedauern liegt im Blick des Arztes, als täte es ihm leid, keine bessere Auskunft geben zu können.

Auf diesen Augenblick hatte Scharner lange gewartet und auch durchdacht, daß er diese Möglichkeit bringen würde. Jetzt, da alles klar zu sein scheint, spürt er nichts mehr von Angst – aber auch keine Erleichterung. Er nimmt das Gesagte zur Kenntnis, als gehe ihn alles nichts an. Er scheint vor einer Wand ohne Öffnung zu stehen, durch die nichts hindurchführt, weiß nicht weiter, weiß nichts zu sagen. Er kann nicht einmal richtig denken. Er fühlt sich hilflos einer unabänderlichen Wirklichkeit ausgeliefert. Ratlos schaut er den Arzt an.

Dr. Staudt erlebt eine solche Situation nicht zum ersten Male. Zu oft hat er Patienten ähnliches mitteilen müssen und kann sich ein Bild davon machen, was in diesem Augenblick in ihnen vorgehen mag. Nie hat er sich dieser Aufgabe nur in seiner Eigenschaft als Arzt entledigt, immer sieht er den Menschen vor sich, der seine Hilfe und seinen Beistand braucht. Nicht anders ergeht es ihm mit Scharner.

»Herr Scharner«, beginnt er behutsam, »ich habe mich mit Ihrer Krankengeschichte befaßt. Vieles daran erscheint unverständlich, so daß die Frage berechtigt ist, warum es soweit kommen mußte. Wurde ihr Gesundheitszustand von Anbeginn nicht richtig erkannt? Waren alle Möglichkeiten rechtzeitig ausgeschöpft worden? Bestehen Zweifel an der Behandlung? Ich möchte niemand in Schutz nehmen, aber Menschen sind wir nun alle einmal. Niemand kann sicher vor Fehleinschätzungen sein – Sie nicht – ich nicht.

Verbitterung und Enttäuschung, so verständlich sie erscheinen, dürfen nie zum Ausdenken von Vorwürfen und Schuldzuweisungen, erst recht nicht zu voreiligem und törichtem Handeln führen, vor allem nicht zu Resignation und Selbstaufgabe.«

Nachdenklich blickt der Arzt auf Scharner herab, der mit geschlossenen Augen und verschränkten Armen hinter dem Kopf daliegt, als wäre ihm alles, was da gesagt wird, gleichgültig. Was hilft ihm nun alles Gerede über Erkenntnisse und Verhaltensempfehlungen, denkt Scharner stumpf, wenn doch alles zu spät ist.

Als habe Dr. Staudt seine Gedanken erraten, fährt er fort: »Ich ahne, was in Ihnen vorgeht. Sie sind an einem der Punkte angelangt, die ich zuletzt nannte. Doch noch ist es nicht zu spät, um zu retten, was zu retten ist. Als junger Mensch standen Sie in einem Leben, das von Irrtümern und Fehleinschätzungen geprägt war. Das führte auch zu dem Umstand, der sie in russische Kriegsgefangenschaft brachte. Daraus kehrten Sie in einem Lebensalter zurück, in dem Sie zu normalen Zeiten ein gemachter Mann gewesen wären. Was hätte es Ihnen genutzt, die Verfolgung derjenigen, die die Schuld an Ihrem Schicksal trugen, zu betreiben? Nichts! Gar nichts!

Was taten Sie? Sie besaßen den Mut und das Selbstvertrauen, um das Beste aus dem zu machen, was Ihnen die Stunde bot: Sie setzten sich auf die Schulbank, um mit Jüngeren zu lernen und zu studieren. Sie traten die Flucht nach vorne an! Beweisen Sie diesen Mut und dieses Selbstvertrauen noch einmal!« Fast leidenschaftlich hatte der Arzt gesprochen, nun schaut er eindringlich auf Scharner hinab, der bei den letzten Worten die Augen öffnete.

Dr. Staudt hat ins Schwarze getroffen. Recht hat er! Das gesteht Scharner ein. Was anderes bleibt ihm denn, als die Flucht nach vorne?

Dr. Staudt will das Eisen schmieden, solange es warm ist. Deshalb erklärt er, daß mit einer Bypassoperation, falls sich Scharner zu einer solchen entscheiden könne, viel zu erreichen sei. Man habe gute Verbindungen zur Uni-Klinik Düsseldorf und könne ihn dort morgen schon anmelden.

Zunächst weicht Scharner diesem Vorschlag aus. Er will das noch einmal mit seiner Frau bereden.

Dr. Staudt zeigt Verständnis, empfiehlt aber, ihn sofort zu unterrichten, wenn er sich für die Durchführung der Operation entschieden habe. In seinem Zustand sei Eile geboten. Morgen, vor der Abreise, wird er ihm den Film von der heutigen Untersuchung vorführen und die Einzelheiten erklären.

Der Arzt verläßt Scharner mit einem Abendgruß. Dieser bleibt mit grübelnden Überlegungen zurück: Soll er sich operieren lassen –

oder nicht? Vom Bett aus führt er ein längeres Gespräch mit seiner Frau.

»Willst du weiterleben – mit mir – mit deiner Familie? Wenn ja, dann laß dich operieren.« Wie immer bei schweren Entscheidungen, hilft sie ihm auch dieses Mal, sie zu erleichtern.

Am nächsten Morgen teilt er Dr. Staudt seinen Entschluß mit. Noch am gleichen Tag meldet man ihn zur Bypassoperation in Düsseldorf an.

Bevor Scharner die Klinik verläßt, führt Dr. Staudt ihm den Film vor. Schattengleich huschen, von fadenähnlichen Strukturen durchzogen, helle und dunklere Gebilde über die Leinwand. In Abständen schießt ein dunkler Strahl in das Bild, die Gegensätze zwischen Hell und Dunkel verstärkend, um sich anschließend aufzulösen. Bei Stillstand der Bilder sind deutlich die Verengungen in den Arterien zu erkennen. Der Film, von Dr. Staudts erklärenden Bemerkungen begleitet, ist abgelaufen. Scharner hat begriffen: Nur die Bypassoperation kann helfen.

Seine Frau holt ihn vom Bahnhof ab. Zu Hause erwartet ihn Wärme und Vertrautheit, sie geben ihm das Gefühl von Sicherheit und Geborgenheit.

Glocken läuten das Jahr 1979 ein, Böller dröhnen, Feuerwerk flackert am Mitternachtshimmel. Scharners verfolgen dieses Spektakel wieder von der Terrasse ihres Hauses. Fest drückt sie seine Hand: »Wenn du alles überstanden hast, wird vieles im Leben leichter zu ertragen sein. Ich wünsche dir den Mut und die Kraft zum Durchhalten, dann schaffen wir es.«

Kommentar

Die sogenannte invasive (in den Körper eingehende) Diagnostik, insbesondere die **Koronarangiographie** zur Beurteilung von Form und Funktion des Herzmuskels und der ihn versorgenden Herzkranzgefäße, hat in den letzten 15 Jahren erstaunliche Fortschritte gemacht und ist heute in vielen Kliniken zur Routinemethode geworden. Koronarangiographie wird heute immer häufiger durchgeführt, z. B. wenn sich die Frage eines chirurgischen Eingriffs stellt, etwa bei schweren Schmerzzuständen (Angina pectoris), die sich mit Medikamenten allein nicht beherrschen lassen, oder wenn bei einer Fahrrad-Ergometrie (Belastungs-EKG) schon bei geringen Belastungen EKG-Veränderungen dargestellt werden, die für eine Durchblutungsstörung sprechen.

Ist die Koronarangiographie bei Patienten mit geschädigtem Herzen gefährlich? Natürlich bringen invasive Methoden zuweilen Komplikationen mit sich.

In guten Herzzentren mit entsprechender Erfahrung kommt es zu weniger als einem Zwischenfall bei 2 000 Eingriffen (½‰).

Das ist ein vertretbares Risiko, zumal wir ja auf keine andere Weise eine unmittelbare Information über die Herzkranzgefäße selbst gewinnen können.

Der Vorgang selbst: Die Einstichstelle über der Beinschlagader an der Innenseite des Oberschenkels oder der Armschlagader in der Ellenbeuge wird örtlich betäubt. Dann schmerzt nur noch die Einstichstelle in das große Gefäß ein wenig. Sollte es sehr unangenehm sein, dann kann, genau wie beim Zahnarzt, die örtliche Betäubung durch Nachspritzen verstärkt werden. Ein Spezialkatheter wird dann über diese Schlagader in die große Körperschlagader (Aorta) geschoben bis zum Herzen. Dann wird ein Röntgenkontrastmittel in den Katheter gespritzt, um die rechte und linke Herzkranzarterie darzustellen. Der ganze Vorgang, von dem man überhaupt nichts spürt, wird auf einem Film festgehalten. Dadurch erhält man wichtige Informationen über die Blutversorgung des Herzens und die Situation in den Kranzgefäßen. Abschließend wird noch einmal Kontrastmittel in die Herzkammer selbst eingespritzt (Lävokardiographie, Ventrikulographie), dabei lassen sich Größe und Funktion des Herzens und seiner Kontraktionskraft beurteilen. Dann wird der Katheter entfernt, ein Druckverband auf die Einstichstelle gegeben, und der Patient wird – meist auf der Intensivstation – mehrere Stunden lang überwacht. Je kleiner die Nachblutung ist, umso weniger wird der Bluterguß, den man als blauen Fleck im Einstichgebiet kurze Zeit sehen kann, zu spüren sein.

Die Bypassoperation

Kurz vor Ostern, der Taumel überströmenden Frohsinns und ausgelassener Lebensfreude des Karnevals liegt hinter den Menschen im Rheinland, erhält Scharner die Aufforderung, sich in der Uni-Klinik Düsseldorf zur Operation einzufinden. Es ist ein Montag, als ihn seine Frau hinfährt. Schnell sind die Aufnahmeformalitäten erledigt. Er liegt allein auf dem Zimmer. Seine Frau war, nachdem sie ausgepackt und eingeräumt hatte, wieder abgefahren.

Am frühen Nachmittag bringt eine Schwester eine große Glasflasche herein und stellt sie auf dem Nachttisch ab – die »Bülowsche Flasche«. Die Schwester, Regina heißt sie, erklärt Scharner die Atemübungen, für die sie gedacht ist. Alles dient zur Stärkung der Lungentätigkeit als Vorbereitung zur Operation und der Zeit danach.

Am folgenden Morgen erscheint gleich nach dem Frühstück ein zierliches, sehr selbstbewußt auftretendes Persönchen: Fräulein Bäumler, die Krankengymnastin. Sie beginnt mit Übungen, mit denen sie ihm die Technik des nach der Operation fast überlebenswichtigen Abhustens beibringt.

Danach geht es pausenlos weiter: Blutproben werden entnommen, ein Kardiologe untersucht, die Anästhesistin erkundigt sich nach Narkosemittel-Allergien ... Dann kommt der Chirurg, Dr. Hövel, Mittvierziger, dessen Erscheinen Ruhe, Selbstsicherheit und Vertrauen verbreitet.

Nachdem er Scharner begrüßt, sich vorgestellt und einige Fragen an ihn gerichtet hat, teilt er mit, daß, wenn nichts dazwischen kommt, am Freitag operiert werde. Er solle sich gut vorbereiten, denn er vor allem sei es, der die Ärzte durch sein Mitmachen bei ihrer Arbeit tatkräftig unterstützen könne. Er selber komme vorher noch einmal vorbei, um mit ihm den Ablauf der Operation durchzusprechen.

Am Nachmittag schaut sich Scharner auf dem Gang der Station um. Er begegnet Patienten mit dem »Reißverschluß«. Der Gedanke, daß die es hinter sich haben und er auch bald so, wenn überhaupt, herumlaufen wird, geht ihm durch den Kopf. Immer wieder wird er von nagenden Zweifeln überfallen; ihnen folgen Schauer, die seinen Körper durchlaufen, die ihn schwindeln und die Knie weich werden lassen. Er meint, wehrlos in eine Ecke gedrängt, dem Können von Menschenhänden ausgeliefert zu sein, denen man auch mißtrauen kann. Zunehmend beschäftigt ihn die Frage nach dem Ausgang der Operation – nach dem Überleben. Er weiß, daß sich hinter allen diesen Überlegungen nur die nackte Angst verbirgt. Wer kann sich von ihr frei machen? Warum muß er sich denn überhaupt operieren lassen? Er braucht nur Nein sagen.

Die Tage vergehen. Am Mittwoch abend erscheint Dr. Hövel. Znächst beginnt er mit einer ganz gewöhnlichen Unterhaltung, dann schildert er den Ablauf der Operation. Es ist leicht, seinen Erklärungen zu folgen. Scharner hört, nachdem er seine anfängliche Zurückhaltung überwunden hat, interessiert zu. Als er alleine ist, hat er sich mit dem Bevorstehenden bereits so vertraut gemacht, daß er allem, was auf ihn zukommen wird, gefaßt entgegensehen kann.

Der Mittwoch verläuft in gewohnter Weise. Scharner pumpt fünfmal in jeder Stunde seinen Atem in die Flasche. Die Krankengymnastin führt die Vorbereitungsübungen durch. Außerdem wird er geröntgt.

Am Nachmittag bringt seine Frau Blumen und richtet Grüße von vielen Freunden und Bekannten aus. Auch die Kinder haben angerufen und drücken die Daumen. Äußerlich trägt sie Gelassenheit und Ruhe zur Schau – was sie innerlich fühlt, kann sie keinem sagen. Damit gelingt es ihr, für die Dauer ihrer Anwesenheit, Scharners Zweifel und bohrende Fragen zu verdrängen. Sie vereinbaren, daß sie morgen, am Tag vor der Operation, nicht kommen wird. Er wird sie abends anrufen. Sie haben alles besprochen. Es ist ein Abschied, bei dem sich Befangenheit, leise Angst und Ermunterung gegenseitig ablösen und der mit dem Gefühl des Zueinandergehörens endet.

Als sie gegangen ist, fühlt er sich wie ein Lemming, der sich blindlings seinem Naturtrieb folgend ins Meer stürzt.

Am Donnerstag vormittag kommt Dr. Hövel noch einmal, um sich nach seinem Patienten zu erkundigen. Er verläßt ihn mit dem aufmunternden Hinweis: »Wir schaffen's schon!«

Nachdem der Arzt gegangen ist, greift Scharner zu einem Buch auf dem Nachttisch, in dem er in den letzten Tagen häufig gelesen hatte. Autor ist der Amerikaner Raymond Moody. Sinnigerweise trägt es den Titel »Leben nach dem Tod«. Er kann sich nicht erinnern, wann er es gekauft hatte und warum gerade dieses.

Er hatte nur wenige Seiten gelesen, da erscheint eine Schwester aus dem Op-Raum, um Blut zum Anfüllen der Herz-Lungen-Maschinen abzunehmen. Später übt Fräulein Bäumler noch einmal mit ihm, was sie ihm in den letzten Tag beigebracht hatte. Er wird es brauchen. Im Hinausgehen wünscht sie ihm für morgen alles Gute.

Der Abend naht. Langsam wird Scharner von einer inneren Unruhe ergriffen. Er fühlt sich ratlos und weiß nicht so recht, was er anfangen soll. Da kommt Pfleger Martin herein und holt ihn zum Rasieren in das Badezimmer. Keine angenehme Prozedur, aber sie muß sein. Noch vor Beginn des Abendessens ist sie beendet.

Vom Abendessen rührt Scharner nicht viel an. Er spürt einen Kloß im Hals. Es klopft. Dr. Demandt, einer der Assistenzärzte, tritt ein. Zur Verwunderung Scharners bittet er ihn, sich die Hosenbeine bis über die Knie hochzukrempeln und auf einen Stuhl zu steigen. Er selbst nimmt davor Platz. In der rechten Hand hält er einen schwarzen Filzschreiber, mit den Fingerspitzen der linken tastet er die Oberflächen der Unterschenkel ab und sucht den Verlauf der Venen, um ihn mit einer schwarzen Linie zu markieren.

Dr. Demandt ist fertig, richtet sich auf und schaut zu Scharner empor. Der kommt sich mit hochgezogenen Hosenbeinen und den schwarzen Strichen auf den Unterschenkeln ein wenig kümmerlich vor. Fragend blickt er auf den Arzt hinab.

Dr. Demandt muß die Frage von Scharners Gesicht abgelesen haben. Er erklärt den Zweck des Anzeichnens: Man will bei der Operation keine Zeit mit der Suche nach den Venen verlieren. Scharner hatte fasziniert verfolgt, mit welchem Feingefühl die Fingerspitzen des Arztes den Venenverlauf ertasten. »Alles Übung«, wehrt der ab. »Für morgen alles Gute!« Dann geht er. In Gedanken versunken steht Scharner noch auf dem Stuhl, als Schwester Regina mit einem Tablett voller Medikamente hereinkommt. »Was machen Sie da oben?« ruft sie belustigt aus.

Scharner erklärt ihr, daß er nur seine Beine betrachte. Seiner Ansicht nach könnten sie ein frühes Werk Picassos darstellen.

»Dann bewahren Sie die mal recht lange auf. Vielleicht bekommen Sie noch einmal eine Menge Geld dafür.« Sie legt Tabletten auf den Nachttisch und erklärt, wann sie einzunehmen sind. Dazu legt sie einen Zettel mit der Telefonnummer, die er seiner Frau mitteilen soll. Dort könne sie sich morgen abend nach ihm erkundigen. »Viel Glück!« ruft sie ihm zu und geht.

Er entnimmt seiner Schreibmappe einen Briefbogen, setzt sich an den Tisch und schreibt seiner Frau einige kurze Zeilen. Er dankt ihr für alles, was er ihr in ihrem gemeinsamen Leben zu verdanken hat; er bittet um Verzeihung, wenn er ihr Kummer und Sorgen bereitet, sie gekränkt oder verletzt haben sollte. Er unterschreibt, fügt das Datum hinzu, faltet den Bogen zusammen und steckt ihn in einen Umschlag. Diesen versieht er mit dem vollen Namen und Anschrift seiner Frau und legt ihn obenauf in die Tasche, die mit seinen persönlichen Sachen zum Abholen bereit steht. Mit seinem Namen versehen wird sie aufbewahrt, bis er von der Intensivstation zurückkehrt. Gedankenvoll verschließt er sie. Wird er alles noch einmal sehen?

Gestern hatten sie vereinbart, daß er heute abend anrufen wird. Er wählt die Nummer. Das Gespräch ist kurz. Es ist alles bereits besprochen und »das Haus bestellt«. »Auf Wiedersehen!« hört er sie sagen. »Ich bin morgen den ganzen Tag bei dir!« Er bekommt kein Wort heraus und legt auf.

Er nimmt, wie Schwester Regina aufgetragen hatte, die Medikamente ein, entkleidet und duscht sich und legt sich zu Bett. Lange liegt er hellwach und mit geschlossenen Augen da. Wirre Gedanken und Vorstellungen schwirren durch seinen Kopf. Von Unwirklichkeit umgeben, fühlt er sich wie jemand, der morgen früh auf den elektrischen Stuhl gesetzt werden soll. Ein Gegeneinander von Zweifeln und Zuversicht beschäftigt ihn – dann ist sie wieder da – aus dem Dunkel heraus – sie, die bis zur Kehle emporsteigt, sie zusammendrückt, die das Atmen schwer werden läßt: Die Angst! Doch Schlaf- und Beruhigungsmittel tun ihre Wirkung.

Freitag! Ein neuer Tag nimmt seinen Anfang. Für viele ein Tag wie jeder andere auch, doch nicht für Scharner. Die Nachtschwester weckt ihn um 5 Uhr und gibt ihm die erste Spritze. Schnell beendet er die Morgenwäsche. Unter das Kopfkissen der Bahre, die im Zimmer schon für ihn bereit steht, schiebt er die Tasche mit den Dingen für die Körperpflege, die er in den nächsten Tagen benötigt. Er hängt sich das Op-Hemd um und verschließt es am Hals. Dann betrachtet er sich mit dem Rücken zum Spiegel von hinten. Gesetzt den Fall, stellt er sich belustigt vor, ich werde so vom Bundespräsidenten empfangen.

Bis zum Hals zugedeckt liegt er auf der Bahre. »Sie werden mich gleich holen«, denkt er. Wieder schnürt ihm die Angst die Kehle zu. Warum empfinden sie Patienten vor Herzoperationen so besonders bedrückend? Schürt sie die Ungewißheit, ob es je wieder schlagen wird?

Spritze und Medikamente beginnen zu wirken. Unter das Durcheinander düsterer Überlegungen mischt sich beschwingte Unbekümmertheit. Das Eintreten eines Pflegers unterbricht diese Welle verschiedenster Empfindungen. Er schiebt Scharner zur Operationsabteilung. Dann stellt er ihn vor dessen Eingang ab. Aus einem dunklen Loch schießen zwei grüne Gestalten heraus. »Laubfrösche!« bildet sich Scharner ein. Sie schieben ihn in einen von Dämmerlicht erfüllten Raum, in dem es klickert, klappert und klirrt. Er spürt noch, daß man sich mit ihm beschäftigt – dann weiß er nichts mehr. Die Narkoseärztin bereitet ihn vor.

Durch die Kuppel über dem Operationsplatz verfolgt ein einsamer Beobachter die Vorgänge unter sich. Eben wird die Spezialbahre mit dem Patienten hereingeschoben und in der Halterung des Operationsplatzes befestigt. Zwei assistierende Ärzte, die Anästhesistin, Schwestern und Kardiotechniker treffen ihre Vorbereitungen. Der Patient wird mit Tüchern abgedeckt, und die Herz-Lungen-Maschine vorbereitet. Die Operationsstellen werden mit dünnen durchsichtigen Folien überzogen, Verbindungen zu den medizinischen Apparaturen hergestellt, Instrumente bereitgelegt.

Der Herzchirurg erscheint. Er und die Op-Schwester auf der einen, zwei Ärzte auf der anderen Seite des Operationsplatzes und ein Arzt am Fußende des Patienten beginnen. Die Op-Schwester reicht dem Chirurgen das Skalpell. Mit gespreizten Fingern strafft er die Haut an der Stelle, wo er es ansetzen wird. Blitzschnell hat er eine feine Linie entlang des Brustbeines gezogen. Ihr Anfang wird vergrößert. Von hier aus werden die Rippen am Ansatz zum Brustbein durchgetrennt. Mit Hilfe einer elektrischen Säge gelingt das in Sekundenschnelle. Spreizzwingen verbreitern die Wundöffnung so, daß der Chirurg mit der Hand hineingreifen kann. Der Herzbeutel wird sichtbar, seine Öffnung wird vorbereitet. Laufend sind die Assistenten mit dem Trockenhalten der geöffneten Wunde beschäftigt. Die Op-Schwester nimmt Instrumente ab und reicht neue. Die Anästhesistin überwacht die Beatmungs- und Narkoseapparatur. Über eine Stunde ist vergangen.

In dieser Zeit hat ein Arzt an den Beinen, entlang der schwarzen Linien, die Unterschenkel geöffnet und die Venen entnommen. Bis zum Einpflanzen werden sie in einer Speziallösung aufbewahrt.

Vorsichtig öffnet der Chirurg den Herzbeutel. Noch schlägt das Herz. Die Kardiotechniker haben ihre Maschine bereit. Der Chirurg, assistiert von den Ärzten, verbindet das Herz mittels eines komplizierten Systems von Ventilen und Schläuchen mit der Herz-Lungen-Maschine. Sie übernimmt während der

Ruhigstellung des Herzens dessen Aufgabe: Versorgung der Körpergewebe mit sauerstoffangereichertem Blut. Da unten arbeitet ein eingespieltes Team mit gelassener Ruhe und unbeirrbarer Sicherheit.

Das Herz hat aufgehört zu schlagen. Der Chirurg hält es in der Hand und sucht nach Stellen zum Einpflanzen der Bypässe. Dabei orientiert er sich auf dem bei der Koronarangiographie hergestellten Film. Nun hat er sie gefunden. Eine der den Beinen entnommenen Venen nach der anderen wird für ihr neue Aufgabe als Arterie vorbereitet, und der schwierige Teil beginnt. Nach Stanzen eines Loches an der richtigen Stelle der Herzkranzarterie muß die Vene, die nun die Funktion einer Arterie übernehmen wird, mit feinen Stichen so eingenäht werden, daß die Nahtstelle unter dem Druck des Blutes absolut dicht bleibt. Bei dieser Tätigkeit trägt der Chrirurg eine Lupenbrille.

Der letzte Bypass ist eingenäht. Der Chrirurg stellt die Ventile nun so, daß Blut zum Herzen strömen kann. Dabei werden die Nähte auf ihre Dichtigkeit hin überprüft. Das Herz wird vom einströmenden Blut erwärmt. Leicht erzittern die kleinen Herzmuskeln. Die Op-Schwester hält das Schockgerät bereit. Der Chirurg ergreift es. »Hände weg!« ruft er, und berührt das Herz. Es zuckt zusammen, arbeitet aber nicht. Noch ein Schock … noch einer – jetzt bewegte es sich: unregelmäßig, widerwillig. Dann besinnt es sich seiner Aufgabe und arbeitet ruhig und gleichmäßig. Alles atmet auf, die Spannung fällt ab.

Das Wunderwerk, an das sich viele bange Erwartungen geknüpft hatten, ist vollbracht. Ein Auf und Ab von Mutlosigkeit und Hoffnung, Zweifel und Zuversicht liegt hinter allen Beteiligten. Jeder dort unten hat seinen Teil zu diesem Erfolg beigetragen.

Der Chirurg ist gegangen. Die Assistenten verlegen Schläuche im Brustkorb, die als Drain aus der Bauchdecke herausführen. Sie verschließen die Wunde mit mehreren Nähten übereinander, klammern Rippen und Brustbein mit Draht zusammen und legen die letzte Naht. Schwestern entfernen die Tücher und Verbindungen mit den Apparaturen. Als letztes wird die Folie abgezogen. Auf der Brust bleibt eine lange, feine rötliche Linie, quer dazu in Abständen dunkle Fäden: Der »Reißverschluß«.

Der Patient wird hinausgefahren. Auch der Beobachter in der Kuppel verläßt seinen Platz.

Als Scharner seine Umwelt wieder wahrzunehmen beginnt, ist es dunkel. Abgedunkeltes Licht hinter einer Glasscheibe beleuchtet eine Schwesternhaube. Neben sich hört er das dumpfe Zischen des Beatmungsgerätes. Jäh wird es von einem grellen, auf und ab schwellenden Ton unterbrochen. Schon eilt die Schwester herbei. Danach ist wieder nur noch das rhythmische Zischen zu hören. Nur kurze Zeit – da wiederholt sich der gleiche Zwischenfall ein zweites und drittes Mal. Die Geduld der Schwester ist zu Ende, und kurze Zeit später taucht aus dem Halbdunkel ein »blauer Kittel« auf. Man flüstert miteinander. »Jetzt bringen sie mich um!« vermutet Scharners von der Narkose noch umnebeltes Hirn. Er hört einen Mann sagen: »Er ist da – er kann alleine weiteratmen.« Gleich darauf wird etwas aus seinem Hals entfernt; sofort kann er frei atmen. Das ist eine Erleichterung!

Langsam kehrt die Erinnerung zurück: Er wurde operiert, und nun liegt er auf der Wachstation. Er kann den Kopf ein wenig wenden, der Versuch, ein Bein anzuziehen, mißlingt. »Aha!« denkt er, »die Wunde von der Venenentnahme.«

Auf der Brust lasten Zentner. Er versinkt in einen empfindungslosen Dämmerzustand, aus dem ihn eine weibliche Stimme weckt. Über ihm schwebt die Haube der Ordensschwester Magdalena. Behutsam säubert sie die wenigen freien Stellen seines Körpers mit einem weichen, in warmes Wasser getauchten, Lappen. Danach cremt sie die Haut ein. Er fühlt sich wohler, aber wie festgeschmiedet.

»Morgen früh komme ich wieder. Jetzt müssen Sie weiterleben – der liebe Gott will das.« Sie verabschiedet sich.

Um Scharner herum wird es lebhaft. Es ist hell geworden. Schwestern, Pfleger, Laborantinnen und Ärzte lösen einander ab, untersuchen, nehmen Blut ab, röntgen, wechseln Ampullen und überwachen Apparate und Kontrolleinrichtungen. Jeder Vorgang und jede Tätigkeit wird in einem Protokoll festgehalten, selbst die aufgenommenen Mengen an Nahrung und Flüssigkeiten. Das erfährt er am späten Abend, als er, vom Durst gequält, etwas zu trinken erbittet. Man macht ihm klar, daß er, zusammen mit der Milch am Morgen, der Suppe mittags und dem Tee am Nachmittag die Tageshöchstmenge an Flüssigkeit erhalten hat. Mehr dürfe er momentan nicht zu sich nehmen.

Am späten Nachmittag erkundigt sich Dr. Hövel nach seinem Ergehen. Er verabschiedet sich mit der Aufmunterung, daß es ihm morgen wesentlich besser gehen werde.

Wieder vergeht eine Nacht, die er im Halbschlaf verbringt. Am Morgen nimmt sich Schwester Magdalena seiner in gleicher Weise an wie tags zuvor. Auch der weitere Tagesablauf gleicht dem des vergangenen Tages. Scharner weiß nicht, ob er Schmerzen hat oder nicht.

Am Abend kommt seine Frau. Nun ist alles gut! Erwartungsvoll sieht er ihr entgegen. In der grünen Schutzkleidung wirkt ihr Gesicht noch schmaler und blasser. Ihre Augen verraten, daß sie schwere Stunden hinter sich hat. Am Telefon war sie vor dem Anblick ihres Mannes gewarnt worden, nun, als sie ihn so liegen sieht, erschrickt sie doch ein wenig. Die bis zum Kinn hochgezogene Decke läßt von ihm nur ein kleines, graues Gesicht frei. Ein Gewirr von Kabeln und Schläuchen endet in seinen Armen, Händen und seinem Kopf oder verschwindet unter der Bettdecke. Sie nimmt sich sehr zusammen, um ihn ihre Erschütterung nicht anmerken zu lassen. Er kann nur vorbringen: »Oh Kleines! Was haben die mich verhauen.«

In der nur wenige Minuten dauernden Besuchszeit muß sie viel innere Kraft aufbringen. Es wird wenig gesprochen. Bevor sie geht, legt sie ihm ihre Hand auf die Stirn und blickt ihn zuversichtlich an. Er folgt ihr beim Hinausgehen mit den Augen – selten hat er sich so verlassen und einsam gefühlt.

Eine Nacht folgt, die keine ist. Schläft er oder wacht er? Ständig verfolgen ihn Trugbilder von Halluzinationen, die ihn quälen und auslaugen.

Endlich! Draußen dämmert es. Die Amseln begrüßen als erste den neuen Tag mit Schlagen, Pfeifen und Zwitschern. Nie, nie erschien ihm ihr Gesang so kunstvoll. Für einen Augenblick läßt er ihn alle Schmerzen und Beschwerden vergessen. Erwartung regt sich ... und neuer Lebenswille.

Das Wetter tut sein Bestes. Den ganzen Tag über scheint die Sonne. Gleich nach dem Mittagessen – er kann trotz aller Behinderungen ohne fremde Hilfe essen – bereiten Schwester Elisabeth und Pfleger Bertram für ihn am Fenster einen Sitzplatz vor. Vorsichtig darauf achtend, daß sich Schläuche und Kabel nicht verwirren, heben sie ihn wie ein Kind hinein und hüllen ihn in eine Decke. Mit den Sonnenstrahlen durchströmt ihn der unbändige Wunsch zu leben. Dankbar empfindet er diesen Augenblick. Wieder in seinem Bett, erfüllen ihn Glück und wunschlose Zufriedenheit.

Dieser Hochstimmung setzt der Stationsarzt jäh ein Ende. Er steht an Scharners Bett, und dieser kann vom Gesicht des Arztes ablesen, daß er keine gute Nachricht bringt.

»Ihr linker Lungenflügel ist verklebt«, sagt der Arzt. »Sie müssen abhusten. Tun Sie das nicht, gibt es Schwierigkeiten mit Konsequenzen.« Er läßt offen, welche. Scharner kann sie sich denken.

Nach Fortgang des Arztes packt Scharner ein Angstgefühl – ein anderes als er es bisher empfunden hat: Richtige Todesangst! Er krümmt sich. Nun ist alles aus!

So trifft ihn seine Frau an. Hilfesuchend greift er nach ihrer Hand. Er hat sich aufgegeben; das sagt er ihr. Sie spürt seine Verzweiflung. Obwohl ihr nicht leicht zumute ist, überwindet sie ihre Schwäche, beugt sich über ihn und hält ihn mit ihren Augen fest: »So darfst du nicht denken! Du hast es bis hierher geschafft, und ich weiß, du schaffst es weiter, wenn du nur hoffst – ist Hoffnung denn nichts?« – Die Worte des Fremden vom Tegernsee. – Sie gibt ihn frei und verläßt, sich immer wieder nach ihm umwendend, den Raum. Selbst diese mit so großer Zuversicht erfüllten Worte lassen ihn in dieser Nacht nicht zur Ruhe kommen.

Schwester Magdalena bleibt Scharners Niedergeschlagenheit am nächsten Morgen nicht verborgen. »Ich hatte Ihnen gesagt: Sie müssen weiterleben, der liebe Gott will das! Und nun tun Sie es auch.« Behutsam reibt sie sein Gesicht mit Rasierwasser ab und cremt es ein.

Draußen haben die Amseln ihr Morgenlied beendet. Von einem Augenblick zum anderen wechselt Scharners Selbstaufgabe in euphorische Stimmung über: Hoffen – Hoffnung – der liebe Gott will das! – du schaffst es! – Ja! er will weiterleben!

Er wird es schaffen! Zurückverlegt auf die Station nutzt er jede Gelegenheit zur Steigerung seiner körperlichen Leistung. Es beginnt mit dem Verlassen des Bettes, den ersten Schritten im Zimmer, dann auf dem Gang der Station, und endlich hat er sein erstes Erfolgserlebnis: Er schafft die Treppe zum darüberliegenden Stockwerk.

Noch einmal stellt sich eine Komplikation ein. Er verspürt, besonders nach dem Essen, Schmerzen im Bereich der Leber und beobachtet eine weißliche Verfärbung des Stuhles. Die Symptome sind ihm bekannt; in der Kriegsgefangenschaft hatte er eine Gelbsucht. Er berichtet seinen Ärzten von seinen Beobachtungen. Die Galle wird geröntgt, das Blut eingehend untersucht. Ein Arzt der Blutbank wird hinzugezogen – Spenderblut ist nicht verantwortlich zu machen. Man rätselt herum. Scharner hat nie den Grund seiner Unpäßlichkeit erfahren; nach einigen Tagen hatte er sie überwunden.

Seine Frau besucht ihn jeden Tag. Abgespannt müht sie sich oft, nach einem anstrengenden Berufstag, durch den dichten Berufsverkehr. Zunehmend beschäftigen sie sich bei ihren Unterhaltungen mit Alltäglichkeiten. Sie ist darüber froh, braucht sie doch nicht immer alle

Entscheidungen alleine zu treffen. Ihn aber erfüllt die Tatsache, wieder am Alltag teilzunehmen, mit Selbstvertrauen.

Der Frühling ist eingekehrt. Draußen ist es so warm, daß er einige Schritte vor die Tür der Klinik wagt. Er erlebt ähnliches wie bei seinem ersten Gang durch den Park des Krankenhauses nach dem Infarkt. Er kann sich nicht satt sehen an dem, was die Natur alles vorzeigt. Er streichelt die Blätter, hilft einem pummeligen Käfer über die Steinkante, sieht den fliegenden Vögeln zu – selbst der gewöhnliche Spatz erscheint ihm wie ein höheres Wesen. »Sie alle haben ein Herz!« denkt er, »Ein neuer Geburtstag!«

Der Abschied von all denen, die in den letzten Wochen einen besonderen Platz in seinem Leben eingenommen haben, ist herzlich, angefangen bei der jüngsten Schwesternschülerin bis hin zum Chefarzt.

Kalt und ungemütlich ist es, als ihn eine Taxe nach Hause bringt. Unterwegs läßt er halten und kauft einen Blumenstrauß. Zu Hause erwartet ihn bereits ein Blumenmeer. Alles erscheint ihm fremd. Mit gewisser Scheu ergreift er von den ihm vertrauten Dingen wieder Besitz. Vieles betrachtet er, als sähe er es zum ersten Male. In dieser Zeit ist seine Frau ihm eine stille Helferin beim Hineinfinden in einen neuen Lebensabschnitt.

Ein halbes Jahr später wird mittels der Koronarangiographie kontrolliert, ob die Bypässe ihre Aufgabe erfüllen. Man ist zufrieden.

Sein Gesundheitszustand bessert sich zusehends, nicht zuletzt deswegen, weil er jede sich bietende Gelegenheit für körperliche Tätigkeiten nützt. Das bedeutet nicht nur sportliche Übungen, auch im Haushalt, von seiner Frau dankbar angenommen, macht er sich nützlich. Selbstverständlich ist für ihn, daß zusammen damit auch die Einhaltung eines gesunden Ernährungsverhaltens einhergeht. Er folgt dem Rat der Ärzte der Reha-Klinik und Dr. Anhorns und nimmt an den Übungen der ambulanten Herzsportgruppe an seinem Wohnort teil. Dr. Anhorn selbst führt die Aufsicht. In der Gemeinschaft Mitbetroffener fällt ihm so der Weg zu einer neuen Lebensqualität leichter.

Kommentar

Da damit zu rechnen ist, daß vor allem Menschen zu diesem
Buch greifen, die noch eine **Bypassoperation** vor sich haben,
muß der Kommentar zu diesem Kapitel aus der Sicht des
Arztes besonders ausführlich sein. Bei der Bypassoperation
(Bypass = syn./franz. detour = Umgehung; auch: chirurgische
Revaskularisation) werden jene Teile der Herzkranzgefäße, die
durch Gefäßveränderungen örtlich verschlossen sind, durch
eine künstliche Gefäßbrücke von der Hauptschlagader zu
einem Gefäßanteil hinter dem Verschluß überbrückt. Dazu
kann entweder eine Vene aus dem Bein des Patienten oder
auch eine Arterie aus dem Brustraum verwendet werden. Es
wird also durch eine solche sogenannte »Gefäßplastik« eine
»Umfahrungsstraße« künstlich angelegt. Während einer Operation können mehrere solcher Bypässe oder Gefäßbrücken
hergestellt werden. Diese operativen Maßnahmen haben sich
vor allem dann bewährt, wenn mehrere Gefäße örtlich begrenzt
verschlossen sind (sogenannte Zwei- oder Drei- und Mehrgefäß-
erkrankungen).

Wie Herr Scharner die Zeit vor der Operation und unmittelbar
nachher subjektiv erlebt hat, haben Sie aus seiner sehr ehrli-
chen Schilderung gerade gelesen. Aber nicht jeder erlebt diesel-
ben Ängste. Aus ärztlicher Sicht kann man das, was Sie am
Tage X erwartet, etwa folgendermaßen beschreiben:

Am Vorabend sucht Sie wahrscheinlich Ihr Narkosearzt auf,
um sich mit Ihnen und Sie mit den Ereignissen des Operations-
tages vertraut zu machen. Eine Schwester oder Krankengymnastin übt mit Ihnen, wie Sie nach der Operation atmen sollen.
Am Operationstag selbst werden Sie nüchtern, versehen mit
einer beruhigenden Spritze, in den Vorbereitungsraum gefahren. Dort spüren Sie nur noch den Einstich in die Armvene für
die Infusion und das Medikament zur Narkoseeinleitung. Daß
Sie künstlich beatmet werden, der Brustkorb in der Mitte des
Brustbeins geöffnet, daß Sie an die Herz-Lungen-Maschine
angeschlossen werden, daß Venen aus den Beinen zur Über-

brückung Ihrer eingeengten Kranzadern genommen werden –
davon spüren Sie nichts! Anschließend werden Sie auf die
Intensivstation gebracht, wo speziell ausgebildete Ärzte und
Schwestern sich Ihrer annehmen und Sie sorgfältig überwa-
chen. Die künstliche Beatmung wird so schnell wie möglich
beendet. Da in den ersten Tagen ausreichend Schmerz- und
Beruhigungsmittel gegeben werden, haben die meisten Patien-
ten wenig Erinnerung an den Operationstag und kaum
Schmerzen. Auch aufstehen dürfen und müssen Sie möglichst
bald. Denn nach etwa fünf Tagen werden Sie schon auf die
Allgemeinstation zurückverlegt. Dort macht man mit Hilfe von
Atem- und Krankengymnastik rasch Fortschritte. Nur die
Empfindlichkeit des Brustbeins, das nach der Operation mit
einem Metallband zusammengehalten wird, erinnert oft
Wochen, ja sogar Monate lang an die durchgemachte Herz-
Operation. 50 bis 70% aller operierten Patienten werden von
seiten ihrer Angina pectoris völlig beschwerdefrei. Von 10 bis
30%, bei denen nicht alle eingeengten Koronaräste überbrückt
werden konnten, wird zumindest eine deutliche Besserung
angegeben. Etwa 85% der Bypässe bleiben dauernd offen.

Einmal hat Herr Scharner Beschwerden geschildert, welche
auf eine **Leberentzündung (Hepatitis)**, die es mit oder ohne
Gelbsucht gibt, zu beziehen sind. Solche Leberentzündungen
wurden früher bis drei Monate nach der Operation etwa bei
jedem zehnten Patienten beobachtet. Sie sind in letzter Zeit
sehr viel seltener geworden. Die Hepatitisviren werden entweder während der Operation mit der Herz-Lungen-Maschine im
Fremdblut übertragen oder bei der Infusion von Gerinnungs-
faktoren direkt nach der Operation. Die Erkrankung ist
gewöhnlich nur von kurzer Dauer, verläuft häufig ohne Gelb-
suchtverfärbung der Haut und der Augäpfel und heilt ohne
Komplikationen. Manchmal dauert die Ausheilung Monate,
aber nur extrem selten geht diese Leberentzündung in eine
chronische Form über. Die Krankheit ist nicht ansteckend,
auch nicht bei sexuellem Kontakt, und erfordert weder Bett-
ruhe noch Isolierung des Patienten. Man erlaubt dem Patienten auch die Bewegungstherapie. Dabei richtet man sich nach

seinem subjektiven Befinden, das durch diese Leberentzündung meist gar nicht oder nur ganz kurz beeinträchtig ist. Ein
Patient braucht sich also während einer solchen Hepatits nur
zu schonen, wenn er sich für ein paar Tage nicht ganz wohl
fühlt. Im übrigen genügt es meist, in wöchentlichen oder 14-
tägigen Abständen die Leberfunktion im Blut zu kontrollieren,
die Umgebung des Patienten zu entängstigen und das Abklingen der Störung abzuwarten.

Oft werden wir Ärzte heute gefragt, wie hoch das Risiko sei,
eine AIDS-Infektion durch das Fremdblut aus der Herz-Lungen-Maschine zu bekommen. Seit 1985 wurde in der Bundesrepublik ein Untersuchungsverfahren zugelassen, mit dem alle
Blutkonserven im einzelnen prüfbar sind. Außerdem gibt es
herzchirurgische Abteilungen, die kein Fremdblut für die Herz-
Lungen-Maschine verwenden, sondern vor der Operation
Eigenblut sammeln, konservieren und bereitstellen.

Kreislaufstillstand

Für Scharner soll es noch einmal schlimm kommen. Ende November, bei einem Übungsabend der Herzsportgruppe – die Teilnehmer sind gerade dabei, nach der ersten Übung ihren Puls zu ermitteln – da geschieht es: Ein dumpfer Aufprall, und Scharner liegt regungslos auf dem Hallenboden. Alle fahren erschrocken zusammen. Der Übungsleiter beginnt sofort mit Herzmassage. Aus dem Nebenraum eilt Dr. Anhorn herbei. Im Laufen noch entnimmt er seiner Tasche, was er für diesen Augenblick benötigt, und beginnt sofort mit der Behandlung. Wie bei allen Übungsabenden steht auch heute ein Rettungswagen bereit. Auf Dr. Anhorns Anweisung haben dessen Begleiter das Wiederbelebungsgerät herbeigeholt und betriebsbereit gemacht. Dr. Anhorn arbeitet fieberhaft, ihm und dem Übungsleiter steht der Schweiß auf der Stirn. Der Arzt ergreift das Schockgerät. Darauf achtend, daß jetzt niemand Scharner berührt, legt er ihm die Teller auf die Brust. Ein Stromstoß ..., noch einer ..., beim siebenten hört Scharner die Stimme seines Arztes von weit her: »Er ist wieder da!«

Was war geschehen? Er begreift nichts. Aus Wortfetzen reimt er sich zusammen, daß er in ein Krankenhaus gebracht werden soll. Mit aller Gewalt will er sich dagegen wehren – aber er ist zu schwach. Seine mühsam vorgebrachten Proteste werden im entstandenen Tumult überhört.

Mit dem Rettungswagen geht es in wilder Fahrt ab. Im Schein spärlicher Beleuchtung erkennt er neben sich jemanden, der über ihm eine Flasche mit einer Tropfflüssigkeit hält. Vom Auf und Ab des Martinshornes begleitet, rüttelt das Fahrzeug einem Ziel entgegen – einem Ziel, das er noch nicht kennt.

Jäh endet die Fahrt. Die Türen werden aufgerissen. Grelles Licht dringt in den Wagen. Er wird in einen Raum getragen, an dessen Inneneinrichtung er sofort erkennt, daß er sich in einem Krankenhaus befindet. Noch ehe er das richtig wahrgenommen hat, liegt er schon in einem Bett in einem Zimmer. Nun ist ihm alles egal. Ein blaues Barett beugt sich über ihn. Ihm wird nun klar, daß er sich auf einer Intensivstation befindet. Das Barett gehört Schwester Elisabeth, die ihn nach der Operation auf der Wachstation betreut hatte. Sie erkennt ihn sofort wieder: »Was machen Sie denn für Geschichten?« Mit geübten Griffen stellt sie die Verbindung zu den Kontrolleinrichtungen und dem Infusionsgerät her. Ein junger Arzt untersucht kurz. Alle gehen, Scharner ist alleine. Er schließt die Augen – er will nichts sehen – er will überhaupt nichts mehr. Er denkt an seine Frau.

Während das alles geschah, spielte Frau Scharner mit Bekannten Tennis in einer Halle. Nach Hause gekommen, erwarten sie drei Männer vor der Türe des Hauses. Obwohl sie mit Erleichterung in einem der Männer Dr. Anhorn erkennt, hegt sie auf der Stelle Argwohn und ist beunruhigt. Was will er? Sie bittet ihn in das Haus. Ohne Umstände beginnt Dr. Anhorn, vom Vorgefallenen zu berichten. So erfährt sie, daß er mit den beiden anderen Herren gekommen sei, um den Wagen zurückzubringen und daß ihr Mann nun auf der Intensivstation für Innere Medizin in der Uni-Klinik Düsseldorf liege. Morgen, im Verlauf des Vormittags, könne sie sich dort nach ihm erkundigen. Dr. Anhorn möchte wissen, ob man irgendwie helfen könne. Nein! Alles Gesagte dringt nur undeutlich an ihre Ohren. Sie bedankt sich für die Hilfsbereitschaft. Die Männer sind froh, gehen zu können.

Mechanisch setzt sie sich und ist mit ihren wirren Gedanken und Überlegungen alleine. Es war doch gerade in letzter Zeit mit allem so schön bergauf gegangen. Zum ersten Male ist sie richtig verzweifelt. Sie legt sich sofort hin und grübelt, wie es weitergehen soll. Lange quält sie sich herum, bis sie vor Erschöpfung einschläft. Sowie sie wieder erwacht, stürmen die Ereignisse des gestrigen Abends erneut auf sie ein. Ihr fällt schwer, klare Gedanken zu finden. Ohne zu frühstücken, fährt sie zu ihrem Arbeitsplatz. Durch einen Anruf in der Klinik erfährt sie, daß sie erst am Nachmittag auf eine Auskunft hoffen kann.

Auf der Intensivstation hat der Tag begonnen. Scharner läßt alles teilnahmslos über sich ergehen. Eine Stimme – sie kommt ihm bekannt vor – begrüßt ihn. Sie gehört Dr. Schneyer. Als sich nach der Operation bei Scharner auf der Wachstation Komplikationen einzustellen begannen, hatte man ihn als Kardiologen zu Rate gezogen. Er weiß sofort, wen er mit Scharner vor sich hat. Dessen Vorgeschichte und das Ergebnis der ersten Untersuchung kennt er. Er sagt Scharner, daß er

ihn nicht eher entlassen möchte, als eine wirksame Behandlungsmethode für ihn feststeht, die einen ähnlichen Zwischenfall für die Zukunft
ausschließt. Dies sei mit einem Untersuchungsverfahren möglich, das
die Kardiologische Abteilung entwickelt hat.

»Das hätte Ihnen nicht einmal zu Hause passieren dürfen«,
endet er mitfühlend. »Bei allem hatten sie Glück, daß Kollege Anhorn
in der Nähe war.«

»Ja! Das war mein Glück«, so denkt jetzt auch Scharner. Von
Dr. Schneyer läßt er sich den Ablauf dieser Untersuchung erklären:

Nach dem Prinzip des Einschwemmkatheters führt man durch
die Armvene einen Stimulationskatheter in das Herz ein, der am HIS-
Bündel der Herznerven endet. Stromstöße von geringster Stärke, durch
diesen Spezialkatheter geschickt, lösen einen Herzstillstand aus. Dieser
währt Bruchteile von Sekunden. Von den ganzen Vorgängen merkt der
Patient nichts. Um auf jeden Zwischenfall vorbereitet zu sein, sind
aufwendige Sicherheitsvorkehrungen getroffen. Kontrollmonitore und
Kontrollgeräte informieren ständig zwei Ärzte über die kleinste Phase
des Untersuchungsablaufes, ein dritter beobachtet ihn.

Nach Verabreichung einer Dosis eines geeigneten Medikamentes wird dessen Wirkung abgewartet. Dann werden durch den Katheter
Stromstöße geschickt. Bleibt der Herzrhythmus weiter instabil, ändert
man die Dosis oder greift zu einem anderen Medikament – auch zu
Kombinationen von Medikamenten –, bis das Herz auch unter Stromeinwirkung regelmäßig weiterschlägt. Ein Ergebnis kann bereits am
ersten Tag der Untersuchung vorliegen – aber auch erst nach mehreren
Tagen, während denen der Katheter seine Lage unverändert beibehält.

Dr. Schneyer kann Scharner überzeugen, und dieser ist –
wieder einmal tritt er die Flucht nach vorne an – mit der Durchführung
der Untersuchung einverstanden. Seine Frau unterrichtet er erst, als
sie ihn am Abend besucht, und erfährt ihre Zustimmung. Die Verlegung zur Kardiologischen Abteilung erfolgt schon am nächsten Vormittag. Einen Tag später führt der Oberarzt dieser Abteilung den Katheter
durch die Armvene zu der im Herzen vorgesehenen Stelle. Nach zwei

Tagen liegt bei Scharner das Ergebnis für die wirksamste Zusammensetzung und Dosierung der Medikamente vor, mit denen er in Zukunft leben wird. Das war gut, denn die Stelle, wo der Katheter in die Vene eingeführt war, begann sich zu entzünden und zu schmerzen. Mit einer Rezepturempfehlung für seinen Arzt darf er nach Hause.

Kommentar

Aus der bisherigen Krankengeschichte konnten wir schon entnehmen, daß immer wieder Herzrhythmusstörungen bei Herrn Scharner aufgetreten sind. Diese können auch der Anlaß zu einem **Kreislaufstillstand** sein. Das Herz bekommt entweder durch einen Ausfall von Herzschlägen (Asystolie) oder durch ein zuviel an unergiebigen Kontraktionen (Herzjagen, Kammerflattern oder Kammerflimmern) zu wenig Blut und befördert auch kein Blut mehr. Dadurch kommt es zur Sauerstoffnot in allen Organen des Körpers. Am empfindlichsten reagiert das Gehirn: Etwa drei Minuten Zeit verbleiben, bis Schäden an den Gehirnzellen entstehen, die nicht wieder gutzumachen sind. Hier können künstliche Beatmung und Herzmassage lebensrettend sein, weshalb heute diese Methoden auch Laien vermittelt werden.

Im Falle von Herrn Scharner war es ein besonderer Glücksfall, daß ein geschulter Arzt in der Nähe war. Übrigens muß bei dieser Gelegenheit gesagt werden, daß gerade während der Gruppenstunden der ambulanten Herzgruppen Komplikationen außerordentlich selten vorkommen. Hier war es ein Glücksfall, daß diese Komplikation während einer solchen Stunde aufgetreten ist, wodurch alle notwendigen Maßnahmen in besonders kurzer Zeit durchgeführt werden konnten. Auch die besondere Diagnostik in der Universitätsklinik, die zum Erkennen und wirksamen Behandeln der zugrundeliegenden Herzrhythmusstörung geführt hat, war in diesem Fall lebensrettend und wichtig.

Seit jenem dramatischen Zwischenfall sind bis zum Erscheinen dieses Buches 9, nach der Bypassoperation 10 und nach dem Herzinfarkt gar 11 Jahre ohne Komplikationen vergangen. Diese Tatsache darf auch den Leser dieses Berichtes, der vielleicht auch Herzrhythmusstörungen hatte, beruhigen. Die Medizin hat in den vergangenen Jahrzehnten auch in diesem Bereich große Fortschritte gemacht.

Der Weg zu einem neuen Leben

Wochen vergehen, ehe Scharner sich von den Depressionen befreien kann, die der Kreislaufstillstand ausgelöst hatte. Seine Frau läßt nichts ungeschehen, was ihm bei der Zurückgewinnung seines Selbstvertrauens von Nutzen sein kann. Um ihn aus dieser Isolierung herauszuführen, bittet sie ihn, kleine Besorgungen zu übernehmen. Sie hofft, daß der Kontakt mit anderen die Resignation, mit der sich ihr Mann umgibt, verdrängt wird durch Gespräche mit Freunden und Bekannten, die ihre Wirkung auf seinen Gemütszustand nicht verfehlen. Er selber beginnt, sich mehr und mehr für seine Umwelt zu interessieren und zeigt Anzeichen von Bereitschaft, an Vorgängen des Alltags teilzuhaben.

Eines Tages stellt ihn seine Frau vor die Tatsache, daß sie eine Radtour unternehmen will. Alles in ihm wehrt sich, aus Angst, er könne sich eine derartige körperliche Anstrengung jetzt noch nicht zumuten. Sie läßt nicht locker. Im langen Umgang mit ihm hat sie die Fähigkeit erworben, beurteilen zu können, was er sich zumuten kann und darf. Sie kennt den Zeitpunkt, wo er in seinen Bemühungen nachzulassen beginnt, und sie ihn mit energischen Entscheidungen aus seiner Tatenlosigkeit herauslocken muß. Immer, wenn es ihr mit unbeirrbarer Zielstrebigkeit gelingt, den Zustand seiner Willensschwäche und Unentschlossenheit zu überwinden, stellt sich auch der Erfolg ein. So auch bei dieser ersten Radfahrt. Als sie nach einer guten Stunde endet, sieht er sich am Beginn wiederkehrenden Selbstvertrauens. Er weiß, wem er das zu verdanken hat.

Wenige Wochen nach der Operation begann er mit dem Knüpfen eines Teppichs von größerem Ausmaß. Der Kreislaufstillstand hatte das unterbrochen. Nun überrascht er seine Frau mit dem fertigen Stück. Niemand außer ihr wird verstehen, was ihm dieser Teppich bedeutet.

Ihm Rahmen der Langzeitstudie findet er sich Anfang September noch einmal in der Reha-Klinik in Bad Salzuflen ein. Frau Dr. Weigang ist nicht mehr da. Auch sonst sieht er viele neue Gesichter. Die Untersuchung, zu der auch ein Einschwemmkatheter zählt, führt Dr.

Fendel durch. Sein Gesicht zeigt nach dessen Beendigung einen zufrie-
denen Ausdruck. In drei Monaten, so meint er, könne Scharner an die
Wiederaufnahme einer beruflichen Tätigkeit denken. Dieser, auf eine
derartige Ankündigung nicht vorbereitet, kann im Augenblick nicht
viel damit anfangen, dann aber, als er endlich begreift, empfindet er
doppelte Beglückung. Dr. Fendel sieht Scharner die Freude an, dennoch
fühlt er sich gerade jetzt zu einigen Worten der Warnung verpflichtet.
Er erinnert an die Einwirkungen, die sein Herz überstanden hat, die
ihre Spuren hinterlassen und seiner körperlichen und seelischen Leistungsfähigkeit Grenzen gesetzt haben. Von daher gesehen, wird er
sich nur mit einer seinem jeweiligen Gesundheitszustand angemesse-
nen Aufgabe beschäftigen dürfen. Das setzt nicht nur Gespräche mit
dem Arbeitgeber voraus, sondern auch mit seinem Arzt, der laufend
seinen Gesundheitszustand überwachen und auch ein guter Berater
sein soll. Für die Zukunft gilt: Befolgung gesunder Lebensgewohnhei-
ten bei disziplinierter Lebensweise. Nach seiner Rückkehr soll er, auch
wenn ihn damit keine angenehme Erinnerungen verbinden, wieder an
Übungen der Herzsportgruppe teilnehmen.

Vier Monate später nimmt Scharner einen neuen Arbeitsplatz
in seinem Unternehmen ein. Alle Beteiligten, er selbst, die Geschäftsleitung und sein Arzt waren sich im klaren darüber, daß die Wiederaufnahme der alten Tätigkeit von vornherein ausscheidet. Dennoch ergibt
sich eine Gelegenheit zur Übernahme einer verantwortungsvollen Aufgabe, deren Ausübung nicht zu besonderen Streßsituationen führt.

Nicht lange, und das Leben Scharners hat sich in allen Bereichen normalisiert, im körperlichen und seelischen Bereich und dem der
ehelichen Beziehungen. Nicht ausbleibende Schwächen und Störungen
werden nach Erkennen der Ursache überwunden. Das »Wieder-mitein-
ander-Leben« war das Ergebnis beiderseitig aufgebrachter Geduld,
verständnisvoller Einsicht und rücksichtsvollen Feingefühls.

Zwei Jahre später fahren sie Anfang Januar nach Nauders in
Tirol, um die Welt der Berge im Schnee auf geräumten Wanderwegen
zu erleben. Scharners Frau ist das am zweiten Tag zu wenig; sie leiht
sich eine Langlaufausrüstung. Ihn bringt unüberwindliche Abneigung
nicht auf diese Bretter. Früher waren beide begeisterte Alpinläufer,

nicht solche von der Sorte der rücksichtslos herabrasenden »Pisten-chaoten«. Für sie wurde das gelassene, fast gemütliche Hinabgleiten über weite, weiße Schneeflächen immer wieder zu einem Erlebnis. Er hatte es auf Anraten der Ärzte aufgegeben, sie ihm zuliebe.

Am übernächsten Tag stellen sie fest, daß es nicht das wahre Erleben ist, wenn sie sich in der Loipe bewegt und er an ihrer Seite zu Fuß Schritt hält. Sie geben die Ausrüstung wieder ab und fahren an einem Vormittag, bei herrlichem Sonnenschein, mit der Kabinenbahn zum Skigebiet hinauf. Angeregt von dem fröhlichen Treiben, steigen sie am Rande der Piste immer weiter empor, bis sie dort anlangen, wo die Skiläufer sich aus den Liften schwingen, um in das Tal hinabzugleiten. Beide stehen nebeneinander und nehmen dieses Bild ein wenig mit Wehmut in sich auf. Er legt den Arm um seine Frau und kann sich nicht enthalten auszurufen: »Mein Gott! Ist das schön!«

Lange schauen sie zu. Sie ist es, die als erste das Schweigen bricht: »Heute abend holen wir uns Abfahrtski!« Er glaubt, nicht recht gehört zu haben, und begreift nicht, daß ausgerechnet sie, die immer darauf bedacht ist, alles von ihm fernzuhalten, was ihn ungewöhnlich belasten würde, diesen Vorschlag laut werden läßt. Verunsichert zweifelt er: »Ob das gut geht?« – »Das geht gut!« Ihn überrascht die Sicherheit und Festigkeit, mit der sie das behauptet. »Du schaffst das! Ich fahre vor.«

Tatsächlich stehen sie am nächsten Vormittag, nachdem die Kabinenbahn sie heraufgebracht hatte, an gleicher Stelle und legen die Ski an. Er faßt es immer noch nicht ganz. Im stillen kommen ihm Bedenken – vor sieben Jahren standen sie das letzte Mal auf Skiern. Er kneift sich in den Arm. Es ist Wirklichkeit! Wie vor einem Abenteuer ins Unbekannte beginnt sein Herz kräftiger zu schlagen. Es ist keine Unruhe in ihm, nur gespannte Erwartung. Immer wieder schaut er beim Anlegen der Ski mißtrauisch zu seiner Frau hinüber. Man kann nie wissen, ob sie es sich nicht doch noch anders überlegt. Sie muß wohl seine Skepsis bemerkt haben und zwinkert ihm aufmunternd zu.

Die Ski sind angelegt. Ohne sich nach ihm umzuwenden, fährt sie ab. Noch zögert er und folgt erst, als sie ihm mit dem Skistock zuwinkt.

Kleine Unsicherheiten; aber dann läuft alles besser als erwartet. Das Gefühl für die Bretter ist wieder da – die Sicherheit zurückgekehrt. Sie, vorausfahrend, erkundet die sichersten Stellen und fährt dann weiter, wenn sie sich vergewissert hat, daß er, ohne von anderen belästigt zu werden, folgen kann. Ständig behält sie ihn im Auge und wartet auf ihn, wenn er glaubt – das »gelbe Blinklicht« –, eine Pause machen zu müssen. Er könnte sie umarmen.

Unten im Tal, am letzten Mast der Kabinenbahn, beobachten Skiläufer und Spaziergänger mit Erstaunen eine Skifahrerin und einen Skifahrer, wie sie mit mäßigem Tempo, sich ständig mit den Skistöcken zuwinkend, den letzten Hang hinuntergleiten. Am Ende der Piste angelangt, fallen sie lachend einander um den Hals und purzeln der Länge nach in einen der Schneehaufen am Rande.

Einige Wochen später sitzt Scharner mit etwas schlechtem Gewissen Dr. Anhorn gegenüber. »Wie werde ich es ihm beichten?« überlegt er lange und fragt sich, wie der Arzt darauf reagieren wird. Dr. Anhorn hört sich Scharners Bericht in Ruhe an. Nachdem er geendet hat, sagt er: »Wie ich sehe, haben Sie keinen Schaden genommen. Als Arzt kann ich immer nur zu dem raten, was die Erfahrung lehrt. Dennoch keine Regel ohne Ausnahme. Sie müssen die Grenzen Ihrer Belastbarkeit kennen und die Disziplin aufbringen, sie nie zu überschreiten. Halten Sie sich daran, habe ich keine Bedenken. Um es mit den Worten eines Kollegenehepaares zu sagen: Man muß Spaß an der Sache haben!«

––

Nauders ein Jahr später – wieder im Januar. Scharners sind mit dem Lift dort angelangt, wo die Fahrt mit Skiern in das Tal ihren Anfang nimmt. Dicht stehen sie nebeneinander. Es ist Mittag. Die Hänge sind um diese Zeit fast leer. Gelassen hocken die schneebedeckten Bergriesen um das kleine Dorf zu ihren Füßen, und das ganze Tal ist von reflektierenden Sonnenstrahlen erfüllt. Andächtig nehmen die Scharners dieses friedliche Bild in sich auf. Er legt den Arm um sie, zieht sie fest an sich und flüstert ihr zu: »Ich danke dir!« Sie löst sich behutsam und fährt langsam los. Noch einmal wendet sie sich zu ihm um, zieht den rechten Handschuh aus, hebt den Arm und macht mit gespreizten Fingern das Siegeszeichen. Mit ihrem blonden Haar, dem es unter der Mütze zu langweilig geworden ist, spielt der Wind im glänzenden Sonnenschein.

Auch Scharner fährt nun los.

Kommentar

Zentrale Fragen für jeden Koronarkranken sind hier angesprochen: Der individuelle neue Lebensstil oder die Lebensführung. Über Details der Änderungen in der beruflichen Situation und wie sie erreicht worden sind, hätte man sich als Leser vielleicht noch mehr Auskunft erhofft. Aber die Frage nach dem Beruf ist wahrscheinlich für jeden von uns anders zu beantworten. Es geht ja darum, daß wir einen individuellen, maßgeschneiderten Lebensstil finden, der vor allem jene psychosozialen Umstände im Beruf (und auch im Privatleben!) zu beeinflussen sucht, die vielleicht mit eine Ursache der Koronarkrankheit gewesen sind. Hier auf Einzelheiten einzugehen, würde zu weit führen. In den Gruppengesprächen der **Rehabilitationskliniken** und am Ende der Gruppenstunden in den ambulanten Herzgruppen sollten diese Themen aber nicht ausgeklammert werden. Besonders hat mich als gebürtigen Tiroler und deshalb begeisterten Alpinskifahrer die Wiederaufnahme dieses Lieblingssports durch Herrn Scharner gefreut. Durch viele Jahre hindurch bin ich mit ambulanten Herzgruppen, die ihre Ski- und Bergfreizeit in den Tiroler Bergen verbracht haben, als »Animateur« tätig gewesen und habe erlebt, welchen Zuwachs an Lebensqualität diese Wiederaufnahme eines Lieblingssport bedeutet hat. Rein sportphysiologisch und sportkardiologisch mag das Skiwandern auf Langlaufskiern noch ergiebiger sein (Lässige Langläufer leben länger lustig). Aber man soll auch die physiologischen Wohltaten eines vernünftigen alpinen Skifahrens für den, der darin schon vor dem Herzinfarkt und der Bypassoperation Erfahrung hatte, nicht unterschätzen. In diesem Zusammenhang soll auch angemerkt werden, daß die oft noch vorhandene Angst vor der Höhe unberechtigt ist. Ich habe auch mit Infarkt-Patienten auf dem Stubaier Gletscher oder dem Kitzsteinhorn, also fast bis 3000 Meter, keine negativen Erfahrungen gemacht. Hier kommt es wie überall nicht so sehr auf das »was« als auf das »wie« der sportlichen Betätigung an.

Was ich Mitbetroffenen rate

Scharners Lebensgeschichte endet hier. Sie gleicht meiner eigenen in einer Weise, daß ich glaube, mit dem fortfahren zu können, was sie mich lehrte. Ich berichte nunmehr von meinen Erfahrungen, um sie als Rat und Hilfe Mitbetroffenen weiterzugeben.

Von besonderer Wichtigkeit scheint mir die schnelle Überwindung der durch das Infarktereignis ausgelösten Betroffenheit, Hilflosigkeit und Unsicherheit. Es ist wichtig, sich kompromißlos der Tatsache, »es überstanden zu haben«, zu stellen und die Flucht nach vorne anzutreten. Fragen wie: Warum geschah es? Hätte man es verhindern können? sind nur dann hilfreich, wenn sich gleichzeitig auch das oft schlechte Gewissen regt, das heißt, wenn sie zu Selbsterkenntnis darüber führen, welche der begangenen Sünden und Fehler bei der bisherigen Lebensweise gemacht wurden, und zum festen Vorsatz, diese nicht zu wiederholen.

Schon nach kurzer Findungszeit gilt es, alle physischen Kräfte zu mobilisieren, um der als Bedrohung der Existenz empfundenen Situation mit Aktivitäten zu begegnen. Das führt zu Erfolgserlebnissen, die den Prozeß der Aufarbeitung aller depressiv empfundenen Erfahrungen in Gang setzt – somit auch den der Heilung. Scharners Mobile – sein Teppichknüpfen.

Welcher Art die kreativen Tätigkeiten sein können, hängt weitgehend von vorhandenen Fähigkeiten, Fertigkeiten und Veranlagungen ab. Gleiches gilt für körperliche Aktivitäten. Das beginnt bereits mit den ersten Schritten nach Erteilung der Erlaubnis zum Verlassen des Bettes, denen Spaziergänge folgen sollen, mit kurzen beginnend, dann sich länger ausdehnenden, bis hin zu kleinen und größeren Wanderungen. Ich habe sogar wieder mit Bergwanderungen in Höhen zwischen 2000 und 3000 Metern begonnen.

Jeder Tag hält Möglichkeiten zur Steigerung des Vertrauens in die körperlichen Fähigkeiten bereit. Doch sollte jeder zuerst die Grenze herausfinden, bis zu der das möglich ist – das »gelbe Blinklicht«. Wie schwer es oft fällt, alle guten Vorsätze einzuhalten, habe ich am eigenen

Leibe spüren müssen. Es grenzt fast an Erpressung, wenn man sie nur deswegen einhält, weil man sich einredet: »Machst du nicht weiter, liegst du bald wieder auf der Nase!« Das wollte ich nicht – wer will das schon. Also überwand ich immer wieder den »inneren Schweinehund« und machte weiter. Dabei erfuhr ich ähnliches wie beim Autogenen Training: Je öfter eine Handlung sich wiederholt, desto mehr werden Widerstände von selbst abgebaut. Probieren Sie es!

Wiederkehrende körperliche und seelische Kräfte wirken befreiend – schaffen Spielraum für weitere Aktivitäten – verändern die Persönlichkeit – Erfolgserlebnisse stärken die Freude am Leben, die Zuversicht und das Selbstvertrauen.

Damit gelangt der Rehabilitand bald an den Punkt, sich zu überlegen, wie er sein **künftiges** Leben sinnvoll gestalten kann. Wie und womit? Darüber entscheiden wiederum Fähigkeiten und Veranlagungen, eventuell Liebhabereien. Wohl dem, der seine berufliche Tätigkeit wieder aufnehmen kann.

Was habe ich gemacht? Nachdem ich unser Heim quadratmeterweise mit selbstgeknüpften Teppichen versorgt hatte, begab ich mich an die Arbeit, all das niederzuschreiben, was ich in den Jahren meiner Herzerkrankung über die Situation der Herzpatienten in der Bundesrepublik in Erfahrung gebracht hatte – so wie mir der junge Arzt geraten hatte. Daneben blieb mir Zeit, mich auch im Haushalt nützlich zu machen. Wer war froher als meine Frau, wenn sie nach anstrengender Tagesbeschäftigung nach Hause kam und ich sie mit einem Essen empfing, das ich selber zubereitet hatte. Zugegeben, Spaß hat es mir anfänglich nicht gemacht. Aber schließlich doch, weil meine Fortschritte am Appetit meiner Frau meßbar waren.

Ich genierte mich nicht, den Staubsauger in die Hand zu nehmen, die Waschmaschine in Gang zu setzen, die Wäsche zu trocknen und zu bügeln.

Der Rückkehr in das Berufsleben sollten sorgfältige Überlegungen und Gespräche mit Arzt und Arbeitgeber vorausgehen. Zum Thema »Teilzeitbeschäftigung« rate ich, sich bei seiner Krankenkasse zu erkundigen, wie sie den Einkommensausgleich regelt. Dank des Entgegenkommens und Verständnisses meines Arbeitgebers ergaben sich in meinem Falle keine Schwierigkeiten.

Mit der späteren Versetzung in den Ruhestand verfügte ich plötzlich über viel Freizeit, die ich irgendwie ausfüllen mußte. Dabei kam mir ein Umstand zu Hilfe: Mir war bekannt, daß auch an meinem Wohnort, aus Krankenhäusern und Reha-Kliniken, täglich Herzpatienten in eine der meinen ähnlichen Situation entlassen werden. Aus eigener Erfahrung weiß ich, daß sie dann, trotz aller guten Ratschläge ihrer Ärzte und Gesundheitsberater, oft ratlos den Problemen des Alltags gegenüberstehen. Fragen über Fragen türmen sich vor ihnen auf, nicht in medizinischen Bereichen, nein, in familiären, persönlichen, existenziellen, gesellschaftlichen und sozialen. Wer beantwortet sie ihnen? Ich fand, daß ich mich hier engagieren müßte.

Auf meiner Suche nach Möglichkeiten machte ich die Bekanntschaft einer Arbeitsgemeinschaft für Erwachsenenbildung. Dessen Leiter zeigte viel Verständnis für mein Vorhaben, und so begann in ihren Räumen eine Gesprächsreihe mit dem Titel: Herzinfarkt – ein Schicksal? Ein Kardiologe im medizinischen und der Direktor der ortsansässigen AOK im sozialen Bereich informieren und beantworten Fragen.

Als nächstes habe ich mir vorgenommen, Herzpatienten nach einem Infarkt oder einer Operation auf ihren Stationen in den Krankenhäusern zu besuchen. Ein kurzes Gespräch mit ihnen und ihren Angehörigen soll sie fühlen lassen, daß sie mit ihren Sorgen und Fragen nicht alleine gelassen sind, und an wen sie sich dann wenden können, wenn sich die Türe des Krankenhauses hinter ihnen geschlossen hat.

Das sind einige Beispiele dafür, unausgefüllte Zeit zu sinnvollem Bemühen zu verwenden, um Mitbetroffenen den Weg zu einer neuen Lebensqualität zu erleichtern, und es wäre für mich schön zu wissen, wenn sich viele Nachahmer fänden.

An meinem Wohnort bietet sich Herzpatienten die Möglichkeit, sich einer ambulanten Herzgruppe anzuschließen. Das ist besonders in der frühen Rehabilitationsphase sehr zu empfehlen. Unter Leitung eines ausgebildeten Übungsleiters und Aufsicht eines Arztes können sie gemeinsam mit Entspannungs- und Bewegungsübungen die Folgen ihrer Herzkrankheit ausgleichen und einer Verschlechterung vorbeugen.

Was aber ist mit den Patienten, die sich, aus welchen Gründen auch immer, einer solchen Gruppe nicht anschließen wollen und dennoch an gemeinsamen Zusammenkünften interessiert sind? Dank des Entgegenkommens des Ortsvereins der Arbeiterwohlfahrt wurde mir in ihrer Begegnungsstätte ein Raum angeboten, in dem sich Herzpatienten treffen können. Hier bietet sich die Möglichkeit – die Teilnahme des Lebenspartners ist erwünscht –, gemeinsam über ihre Probleme zu sprechen und Erfahrungen auszutauschen. Längst hat sich erwiesen, daß diese Zusammenkünfte vielen eine starke Hilfe auf dem Weg zu einem neuen Dasein geworden sind.

Bei den Begegnungen mit Mitbetroffenen stimmten mich zwei Beobachtungen in den vielen Jahren nachdenklich. Die Wartezimmer ihrer Ärzte, die Aufenthalte in Krankenhäusern und Reha-Kliniken nutzten sie, um bei allem, was ihre Krankheit betraf, ein nicht endenwollendes Mitteilungsbedürfnis an den Tag zu legen. Aber in ihre persönliche Umwelt zurückgekehrt, lassen sie die Suche nach Gemeinschaft vermissen. Oft habe ich mich gefragt, warum das so ist? Ich machte mir Gedanken darüber, warum das im Nachbarland Holland so ganz anders ist. Dort besetzten Herzpatienten das Parlament und zwangen die Regierung, zur Bekämpfung des Herztodes Geldmittel bereitzustellen, andernfalls drohten sie, den verantwortlichen Minister vor ein Gericht zu bringen. Das hat gewirkt! Diesem Beispiel folgend sollten Herzpatienten, auch in der Bundesrepublik, mehr zusammenrücken und Geschlossenheit zeigen, vor allem Bereitschaft zum gemeinsamen Handeln.

Auch im Individualbereich ist beim Herzpatienten vielfach eine passive Verhaltensweise zu beobachten. Er scheint es nahezu genießen zu wollen, daß die ganze Familie und sonstige Nahestehende um ihn herumspringen, um ihm seine Wünsche vom Gesicht abzulesen und zu erfüllen. Sofort! sonst wird er ungemütlich. Er ist ja krank! Nein – so krank ist er in den seltensten Fällen, um nicht in der Lage zu sein, dieses oder jenes selber zu versuchen, und es auch ohne fremde Hilfe fertigzubringen. Wie soll er denn zu Selbstvertrauen und Selbstsicherheit zurückfinden, wenn er nicht selber an sich erfährt, was er noch kann – oder schon wieder kann. Seine Umwelt kann ihm keine bessere Hilfe sein, wenn sie immer darauf bedacht ist, ihm die Einbindung in ein neues Leben zu erleichtern, ihn zum ständigen Mitmachen anzuregen. Ist ihm etwas gelungen, soll mit Lob und Anerkennung nicht gespart werden.

Über eines soll sich der Patient im klaren sein: Das Leben ist eine Gnade! Sein neues verdankt er überwiegend der Mithilfe und Unterstützung anderer, und ihnen zum Dank sollte er es sinnvoll weiterleben. Das gilt insbesondere für sein Verhalten dem gesunden Lebenspartner gegenüber. Dieser hat, bei allen selber durchlebten Ängsten, viel Kraft aufbringen müssen, um nicht selbst zu verzweifeln. Haben Sie sich schon einmal gefragt, wie hoch der Anteil ihres gesunden Lebenspartners ist, mit dem er zu Ihrem Gesundungsprozeß beigetragen hat?

Und noch eins: Erhoffen wir uns nicht, unabhängig vom Lebensalter, noch die Erfüllung vieler Wünsche?

Es stellt sich auch immer wieder die Frage nach den Intim-Beziehungen. Ein nicht zu unterschätzendes, konfliktgeladenes Problem. Allgemein ist dazu zu sagen, daß Komplikationen und daraus entstehende Konflikte nicht zu erwarten sind, wenn erkannten Ursachen und Störungen mit geeigneten Maßnahmen rechtzeitig entgegengewirkt wird. In jedem Fall sofort mit dem Arzt darüber sprechen.

Eines der wichtigsten Gebote für Herzpatienten ist die Befolgung einer gesunden Ernährungsweise. Eigentlich bedauerlich, daß dem Rehabilitanden dieses Thema vielfach nur als eine Art »Pflichtübung« angeboten wird. Ungeschickterweise wird ihm oft noch zum Vorwurf gemacht, mit seinem bisherigen Eßverhalten selber schuld an seiner Erkrankung zu sein, um ihn gleichzeitig mit erhobenem Zeigefinger mit Speiseplänen zu erschrecken, die ihn erst richtig krank machen.

Das Einhalten einer gesunden Herz-Schutz-Kost ist eine lebenswichtige Maßnahme für jeden Koronarpatienten. Aber zuweilen eine Stückchen Torte, auch mit einem (kleinen!) Klecks Sahne, eine dünne Scheibe zarten Bratens oder mageren Schinkens, gehören auch zum neuen Lebensgefühl. Gesundheitsförderndes Verhalten braucht ein hohes Maß an selbstauferlegter Verantwortung und Disziplin. Erkundigen Sie sich, wo in Ihrer Region Sie Hinweise über gesunderhaltende Nahrungsmittel und deren Zubereitung bekommen können. Meist kündigt sie die Tagespresse an, aber auch Ärzte und Krankenkassen geben Auskünfte.

Scharners Geschichte spricht von Ängsten vor speziellen Untersuchungen – Einschwemmkatheter, Koronarangiographie – und Operationen. Bevor ich mein erstes Buch zu schreiben begann, habe ich, weil meine eigene Operation zu weit zurück lag, um meine Empfindungen wirklichkeitsgetreu auszudrücken, mit vielen Patienten auf den Stationen vor ihrer Operation Gespräche geführt, insbesondere am Tag davor, und wenn sie dann alles überstanden hatten. Alle bestätigen mir die Auffassung, daß ein Gespräch mit einem, der »es hinter sich hat«, die Angst zwar nicht völlig verdrängen kann, dafür aber ein Gefühl zuversichtlicher Erleichterung hinterläßt, das hilft, dem Bevorstehenden gefaßter entgegenzusehen. Daher der Hinweis für alle in gleicher Situation: Suchen Sie das Gespräch mit denen, die es überstanden haben. Diese wiederum sind aufgefordert, unter Verzicht auf jede bei »Veteranen« übliche Übertreibung, ihre Erfahrungen anderen weiterzugeben.

Die Reihe der Ratschläge und Hinweise wäre sicher fortzusetzen, wenn der Platz dafür ausreichen würde. Daher kann ich Ihnen nur empfehlen, sich der ausgezeichneten medizinischen Ratgeber zu bedienen, die die Literatur heute anzubieten hat, um sich die Richtung weisen zu lassen, in die der Weg zu einer neuen Lebensqualität führt.

Oberster Grundsatz bleibt stets: Änderung und Anpassung der Lebensweise und des Lebensverhaltens! Für jeden von uns hält das Leben noch so viel bereit, um das zu leben es sich lohnt.

Abschließend noch eines: Wir Herzpatienten haben denjenigen gegenüber eine Verpflichtung, denen wir es verdanken, schwerste Krisen unseres Lebens überstanden zu haben – unseren Ärzten und allen denen, deren Mithilfe und Opfer dazu beitrugen, unser neues Leben zu leben – vor allem unserem Lebenspartner gegenüber. Ihm sollten wir eines Tages sagen können, wie Scharner in Nauders: »Ich danke dir!«

Kommentar

Gerade im Kommentar zum letzten Kapitel soll noch einmal zusammenfassend darauf hingewiesen werden, wie oft Herr Scharner von der Hilfe seines Lebenspartners gesprochen hat. Es ist sicher so, daß der **Lebenspartner** und die Familie für den Koronarkranken ein Risikofaktor und ein Schutzfaktor sein können; ein Risikofaktor z. B. durch einen von der Familientradition geprägten koronargefährdenden Lebensstil, aber auch dadurch, daß der Lebenspartner nicht gemeinsam mit dem Betroffenen die Krankheitsverarbeitung nach dem Herzinfarkt und nach der Bypassoperation in der richtigen Weise erreicht. Weder eine gemeinsame Verleugnung des Krankheitsgeschehens, wodurch eine adäquate Veränderung koronargefährlicher Verhaltensmuster verhindert wird, noch eine konflikthafte Verarbeitung sind erfreulich. Es konnte von Wissenschaftlern gezeigt werden, daß ein Jahr nach dem Infarkt nur die Hälfte der Paare befriedigend über das Ereignis miteinander sprechen konnten. Auch scheint uns die Verarbeitung des Infarktgeschehens dann nicht gelungen, wenn der infarktkranke Mann in eine Kindchenrolle oder in eine Pascharolle gerät. Beides konnte in der Krankheitsgeschichte von Herrn Scharner vermieden werden. Es gelang Frau Scharner in mehrfacher Beziehung, für ihren Mann ein Schutzfaktor zu sein.

Einer Befragung von Frührentnern nach Herzinfarkt in Hamburg durch M. v. Kerekjarto, E. O. Krasemann und E. Mass ergab, daß der größte Teil der Frührentner sich schlecht mit der neuen Situation im privaten und familiären Bereich abfinden konnte. Obwohl die befragten Frührentner durch unser dichtes soziales Netz materiell gesichert waren und niemand Not litt, war ihre psychosoziale Situation trostlos. Viele von ihnen warteten ohne Hoffnung und ohne Zielsetzung förmlich auf den Tod. Bei einem Großteil hatte sich die partnerschaftliche Beziehung deutlich verschlechtert, was sich auch in den erheblich selteneren sexuellen Kontakten mit der Ehefrau ablesen ließ. Es ist auffällig und durch zahlreiche Studien belegt, daß nach einem Herzinfarkt die sexuelle Aktivität bei vielen Patienten wesentlich geringer ist und mehr abnimmt gegenüber der Zeit vor dem Infarkt und vor der Bypassoperation, als es nach ihrer körperlichen Leistungsfähigkeit und Belastbarkeit zu erwarten wäre.

Sicher spielen dabei Ängste die Hauptrolle, die Angst der Typ-A-Menschen, also der Leuchten der Leistungsgesellschaft, vor dem Versagen in einem für Männer so wichtigen Lebens- und Leistungsbereich, die Angst vor der Angina pectoris und dem Re-Infarkt und schließlich die Angst beider Partner vor dem Gespenst des sogenannten Liebestodes, der in Wirklichkeit eine viel geringere Bedeutung hat, als viele meinen. Die Ursachen und Zusammenhänge sind so komplex, versteckt und oft auch verdrängt, daß sie entweder in einem Gruppengespräch in einer ambulanten Herzgruppe oder in Einzelgesprächen beider Lebenspartner mit ihrem Arzt erörtert werden sollten.

Auch der Hinweis von Herrn Scharner in seinen Ratschlägen an die Mitbetroffenen, daß die **Ernährung** eine besondere Rolle spielt, scheint mir nach den neuesten Ergebnissen der Forschung zur Bedeutung der Fettstoffwechselstörung für die koronare Herzkrankheit sehr berechtigt. Sowohl vor wie nach der Bypassoperation sollten regelmäßig die Blutfettwerte bestimmt werden. Die Richtwerte des Normalen sind: Für das Gesamt-Cholesterin 200 mg/dl, für Triglyceride 200 mg/dl, für LDL 150 mg/dl und für HDL mehr als 35 mg/dl.

Noch etwas zum Schluß, was mir wichtig erscheint:

> Alle Ratschläge, die den ersten Herzinfarkt verhin-
> dern sollen, gelten auch noch nach einer Bypassopera-
> tion.

Das mag manchen überraschen, der sich erhofft hat, daß er
durch den chirurgischen Eingriff in ähnlicher Weise von seiner
Krankheit befreit würde wie ein Gallensteinleidender durch die
Entfernung der Gallenblase. Aber das kranke Herz ist ja nicht
entfernt worden. In einer Studie in Kanada konnte nachgewiesen werden (durch eine Kontroll-Koronarangiographie
10 Jahre nach der Bypassoperation), daß bei Patienten, die ihre
Risikofaktoren nicht beherrschen konnten (Rauchen, Hoch-
druck, Hypercholesterinämie), häufiger Bypässe verschlossen
waren als bei jenen, die sich einen wirklich gesundheitsfördern-
den Lebensstil angewöhnt haben. Dieser Lebensstil muß maß-
geschneidert, d. h. individuell angepaßt sein und Freude
machen. Für Herrn Scharner gehörte das Teppichknüpfen
genauso dazu wie der Alpinskilauf und das autogene Training.

Und für Sie?